Muskelaufbau für Hardgainer

Strategischer Masseaufbau bei schlanker Genetik

–

Krafttraining, Hormone, Ernährung und Supplements

Mario Fried

Haftungsausschluss und rechtliche Hinweise

Dieses Werk ist urheberrechtlich geschützt. Die Übersetzung und Vervielfältigung dieses Werkes oder Teile des Werkes sind ohne die ausdrückliche Zustimmung des Autors untersagt. Alle Quellen und Studien, die zur Erstellung dieses Buches herangezogen wurden, wurden vorher ausgiebig überprüft und für qualitativ hochwertig befunden. Dennoch erfolgt die Umsetzung der darin vorgestellten Methoden auf eigenes Risiko. Der Verlag und der Autor können weder Haftung für Personen-, Sach- oder Vermögensschäden übernehmen, noch für die Richtigkeit und Aktualität der hier enthaltenen Informationen garantieren. Beachten Sie, dass der Inhalt dieses Werkes auf der persönlichen Meinung des Autors basiert, zum Unterhaltungszweck dient und nicht mit medizinischer Hilfe gleichgesetzt werden darf. Bitte befragen Sie Ihren Arzt zu den in diesem Buch vorgestellten Empfehlungen, bevor Sie diese befolgen. Eine Garantie für das Erreichen der Ziele wird weder vom Autor, noch vom Verlag übernommen. Beachten Sie für die nachfolgenden Kapitel eventuelle Vorerkrankungen, Allergien oder Unverträglichkeiten, die Ihnen bekannt sind und befragen Sie Ihren Arzt, bevor Sie mit der Umsetzung der Ihnen hier vorgestellten Empfehlungen beginnen. Dies gilt insbesondere vor einer Einnahme von Nahrungsergänzungsmitteln oder anderen Präparaten. Dosierungsangaben sind immer nur als Richtlinien anzusehen und müssen vorher mit einem Arzt besprochen werden. Des Weiteren enthält dieses Buch Links zu anderen Webseiten, auf deren Inhalt wir keinen Einfluss haben und damit keine Gewähr übernehmen können. Zum Zeitpunkt der Erstellung dieses Buches konnten keine Rechtsverstöße verlinkter Webseiten entdeckt werden.

Inhaltsverzeichnis

Vorwort

Wenn du dich selbst zu den „Hardgainern" zählst und einen Coach fragst, wieso es dir seit mehreren Monaten kaum gelingt, sichtbare Muskelmasse aufzubauen, wirst du mit ziemlich großer Sicherheit eines dieser drei Antworten zu hören bekommen:

1. *„Iss mehr!"*
Ja, die Ernährung spielt gerade für Hardgainer eine wichtige Rolle – aber wie genau funktioniert das „Mehr-Essen"?

2. *„Konzentriere dich auf die Grundübungen!"*
Ob Grundübungen per se tatsächlich bei schlanken Athleten zum Erfolg führen, ist ein Thema für sich, auf das wir noch detailliert eingehen werden.

3. *„Trainiere erst einmal zwei Jahre, dann kannst du meckern!"*

Es ist völliger Quatsch, zu glauben, dass es mehrere Jahre bräuchte, um einen muskulösen Körper aufzubauen. Wenn sich nach zwei bis drei Monaten Training keine optischen Veränderungen bemerkbar machen, dann wird *auch in drei Jahren „nichts zu sehen" sein, solange du die bisherige Strategie beibehältst – logisch. Bodybuilding ist kein Staatsexamen und gerade innerhalb der ersten **zwei bis sechs Monate** sollten deine Fortschritte am offensichtlichsten sein.*

In diesem Buch soll es darum gehen, wie du tatsächlich in kürzester Zeit den größtmöglichen Muskelwachstum erzielst, ohne noch mehr Zeit mit „Broscience" und Hörensagen zu verschwenden. Zwar steht die praktische Umsetzung hierbei im Vordergrund, dennoch möchte ich, dass du auch die Theorie hier hinter verstehst, damit du die Hintergründe der nachfolgenden Prinzipien vollständig nachvollziehen kannst. Ohne dir an dieser Stelle zu viel versprechen zu wollen: Wenn du die folgenden Guidelines befolgst, die du in diesem Buch erhältst, wirst du ziemlich schnell bemerken, dass der Weg zu deinem Idealkörper deutlich kürzer ist als du es dir bisher vielleicht vorgestellt hast. In diesem Sinne wünsche ich dir viel Spaß beim Lesen (und Umsetzen!).

Legende

- **WH** = Wiederholungen

- **Satzzahl** = Anzahl der Sätze pro Übung

- **Volumen** = WH x Satzzahl

- **Intensität** = das Gewicht, das bewegt wird in kg
  Beispiel: Langhantel mit einem Gewicht von 40 kg

- **Workload** = Volumen * Intensität
  *Beispiel: 5 WH * 3 Sätze * 40 kg = 600 kg*

- **Maximalgewicht** = das Gewicht, mit dem genau eine Wiederholung geschafft wird

Mythen und Fakten: Hardgainer, Ektomorphe und Genetik

In den 1940er-Jahren entwickelte und veröffentlichte der Psychologe und Humanmediziner William Sheldon seine Körpertyp-Theorie, die noch heute für Gesprächsstoff in der Bodybuilding-Szene sorgt:

- o <u>Der Ektomorph:</u> Der typische Ektomorph habe üblicherweise einen langen und schmalen Knochenbau, das heißt lange Gliedmaßen, kurze Schlüsselbeine und ebenfalls eine schmale Taille. Er habe einen niedrigen Körperfettanteil, bei einer ebenfalls geringen Muskelmasse und selbst wenn er viel äße, würde nichts an ihm „haften" bleiben. Zu dieser Kategorie zählen sich üblicherweise die „Hardgainer".

- o <u>Der Mesomorph:</u> Bei dem Mesomorphen handelt es sich – laut Sheldon – um den Körpertyp, der von den meisten Menschen bewundert wird. Während er eine relativ schmale Taille besäße, fiele sein Knochenbau im Schulterbereich eher breit aus. Der Mesomorph sei von Natur aus eher muskulös und neige dazu, seine Kalorienzufuhr am optimalsten zu nutzen: Äße er viel, würde er schnell Muskelmasse ansetzen, während sein Körperfettanteil trotzdem gering bliebe.

- <u>Der Endomorph:</u> Der Körperbau des Endomorphs fiele insgesamt breiter aus – sowohl in der Hüft- als auch in der Schulterpartie. Laut Sheldon zeichnet sich der Endomorph durch kürzere Gliedmaßen aus, wobei sein Körper gut auf das Krafttraining reagiert, wodurch er, ähnlich wie der Mesomorph, schnell Muskeln aufbauen kann. Auf der anderen Seite sei sein Stoffwechsel insgesamt eher verlangsamt, weshalb er dazu neige, schnell Fett anzusetzen.

Aus heutiger Sicht gilt diese Theorie als wissenschaftlich widerlegt. Natürlich gibt es Menschen, auf die Sheldons Kategorisierung zutrifft. Dennoch wirst du beispielsweise genügend „Ektomorphe" sehen, die nicht zwangsweise hochgewachsen sein müssen. Genauso wirst du feststellen, dass nicht alle Menschen mit breiten Schultern, breiten Hüften und einem langsamen Stoffwechsel (der typische Endomorph), kurze Gliedmaßen haben. Du wirst Menschen mit einem schmalen Knochenbau finden, die ihre Nahrung langsam verstoffwechseln und auch wirst du Personen antreffen, die von Natur aus über eine „ideale"

Knochenstruktur verfügen und denen es dennoch nicht gelingt, Muskulatur aufzubauen. Trotz allem hat die Körpertypen-Theorie von Sheldon **einen großen praktischen Vorteil**: Wenn du dich selbst als einen Ektomorphen bezeichnest, versteht dein Gegenüber – in diesem Fall ich – relativ schnell, welches Problem du gerne lösen würdest. Die meisten Menschen, die sich als Hardgainer oder Ektomorphen bezeichnen, haben tatsächlich einen eher schmalen Körperbau und Probleme damit, Muskelmasse aufzubauen. Auch wenn Sheldons Theorie den Prüfstand der Wissenschaft nicht bestehen konnte, eignen sich seine drei Körpertypen jedoch hervorragend dazu, Probleme zu schildern. Jeder weiß, was gemeint ist, wenn sich jemand als Ekto- oder Endomorph bezeichnet – und zwar ohne vorab ein Foto von dieser Person gesehen zu haben.

Genetik

Unsere Gene haben einen großen Einfluss darauf, wie sich unser Körper und unsere Psyche im Laufe unseres Lebens entwickeln. Sie bestimmen mitunter, wie groß wir einmal werden, wie stark unser Immunsystem ist, für welche Krankheiten wir anfällig sind und sehr vieles mehr. Interessant – im Hinblick auf den Muskelaufbau – ist unsere Genetik vor allem deshalb, weil sie einen entscheidenden Einfluss darauf hat, wie wir unsere Nahrung verstoffwechseln, welche Knochenstruktur wir haben, über wie viele

Muskelfasern wir verfügen, an welchen Stellen unseres Körpers sich diese konzentrieren und wie schnell sich unsere Muskeln nach dem Training regenerieren können. Auch spielt unsere Genetik im Hinblick auf unsere Hormonproduktion eine entscheidende Rolle, die nicht nur darüber entscheidet, wie gut wir Muskeln aufbauen können, sondern beispielsweise auch darüber, wie schnell und wie viel Appetit wir verspüren.

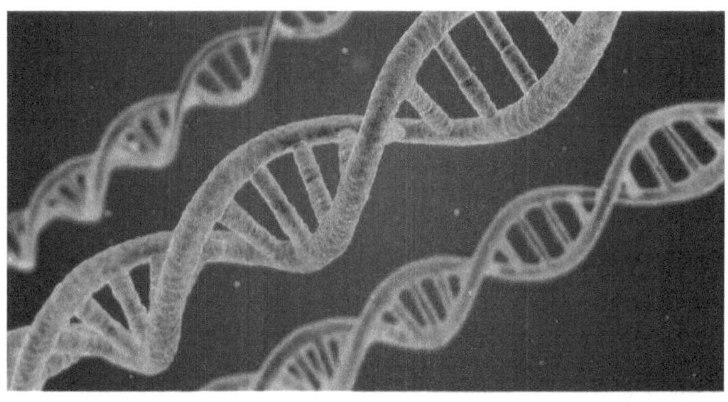

Die schlechte Nachricht ist, dass du deine Knochenstruktur als Erwachsener nicht mehr beeinflussen kannst. Hast du beispielsweise kurze Schlüsselbeine, kannst du nichts mehr daran ändern. Das bedeutet jedoch noch lange nicht, dass deine Schultern dein Leben lang schmal bleiben müssen. Du hast sehr wohl einen Einfluss darauf, wie dein Körper letztendlich optisch aussieht. Abgesehen von deiner Knochenstruktur kannst du so ziemlich jeden genannten Parameter optimieren. Du kannst deine

Hormonausschüttung beeinflussen, du kannst zu schmal geratene Körperpartien (zum Beispiel die Schultern) durch intelligentes Training in die Breite strecken, du kannst deine Regenerationszeiten verkürzen, dein Sättigungsgefühl überlisten und sogar die Proteinsynthese beschleunigen. Mit anderen Worten: Du kannst deinen Muskelaufbau deutlich beschleunigen und dein optisches Erscheinungsbild optimieren, wenn du weißt, welche Faktoren für <u>dich</u> die größte Rolle spielen.

Was ist also ein Hardgainer?
In wenigen Worten: Du baust trotz eines „perfekten" Trainings- und Ernährungsplans nur sehr schwer Muskelmasse auf. Vermutlich hast du schon Vieles versucht und das Meiste davon vergebens. Du hast gegessen ohne Ende, trainiert wie ein Verrückter, verschiedenste Supplemente ausprobiert und mit der Zeit vielleicht sogar ordentlich Kraft aufgebaut. Dennoch sieht dein Körper noch immer nicht so aus, wie du es gerne hättest.

Auf der anderen Seite genießt du – wenn es dir gelingt Muskeln aufzubauen – den Vorteil, dass diese sehr definiert aussehen, ohne dass du permanent darauf achten musst, zu viel Fett anzusetzen. Wenn du erst einmal gelernt hast, mit deinem Körper richtig umzugehen, wirst du darüber froh sein, dass du ein „Hardgainer" bist.

Die 4 (der 5) wichtigsten Stellschrauben für Hardgainer

Als typischer Hardgainer stehst du vor gewissen Herausforderungen, die ich dir kurz erklären möchte. Zudem gibt es hier noch den Hinweis, dass nicht jeder dieser Punkte haargenau auf dich zu treffen muss, denn natürlich ist jeder Mensch ein Individuum, wodurch die Problemfaktoren von „Hardgainer zu Hardgainer" variieren können.

1. **Stoffwechsel:** Du hast einen relativ schnellen Stoffwechsel und befindest dich dadurch häufig in einem Energiedefizit (Kaloriendefizit), ohne es zu merken. Dieser Punkt spielt – entgegen häufiger Behauptungen – allerdings eine etwas geringere Rolle. Mittlerweile wissen wir, dass die meisten (gesunden) Menschen in der Ruhephase eine ähnlich hohe Stoffwechselrate haben. Der Körper eines „Light Gainers" ist während der Ruhephase – also zum Beispiel während er schläft – nur um etwa 300 kcal sparsamer als der eines „Hardgainers". Wohlgemerkt sprechen wir hier jedoch von der Ruhephase. In der Praxis ist es häufig so, dass der typische Hardgainer sich ständig in Bewegung befindet, eher unruhig ist und dadurch einen höheren Energieverbrauch aufweist als Personen, denen eine allgemeine Gewichtzunahme (sei es Muskeln oder Fett)

leichter zu fallen scheint. Deine erste Herausforderung besteht also zum einen darin, deinen Trainingsplan so zu gestalten, dass du – trotz ausreichendem Training – weniger Energie verbrauchst. Auf der anderen Seite musst du es irgendwie hinbekommen, mehr Kalorien aufzunehmen, ohne dass du das Gefühl kriegst, zu stark übersättigt zu sein.

2. **Individualisierung:** Deine zweite Herausforderung ist eine optische, welche leider kaum von „Experten" angesprochen wird. Wenn du zum Beispiel zu den Personen gehörst, die sehr kurze Schlüsselbeine haben, wird es dir mit standardisierten Trainingsplänen schwerfallen, den gewünschten „V-Look" zu erzielen. Glücklicherweise ist dieses Problem leicht zu lösen, indem du dich mit deinem Trainingsplan gezielt auf deine seitliche Schultermuskulatur fokussierst. Vielleicht hast du schon öfter zu hören bekommen, dass dein Augenmerk auf Grundübungen liegen sollte. Aussagen wie diese stellen ein Problem dar, auf das wir später noch zu sprechen kommen. Dennoch möchte ich auch hier kurz erwähnen, dass gerade die seitliche Schultermuskulatur eine wichtige Stellschraube ist, mit der du optisch noch einiges herausholen kannst, wenn du mit kurzen Schlüsselbeinen veranlagt bist.

Ebenso kann es sein, dass du auch in anderen Körperregionen Defizite ausgleichen musst. Es gibt Personen, die genetisch „gesegnet" sind und beispielsweise gerade in den Oberarmen, Oberschenkeln und der Brust eine hohe Anzahl von Muskelfasern besitzen. Es können nur die Muskelfasern wachsen, die vorhanden sind. An der Anzahl der Muskelfasern selbst kannst du nichts ändern. <u>Was</u> du jedoch kannst, ist beispielsweise deine Faserrekrutierung durch kluges Training zu erhöhen und dadurch dieses Defizit wieder auszugleichen. Gerade im Bereich der Oberarmmuskulatur gibt es hierfür Techniken und Übungen, die ironischerweise noch immer ein gut gehütetes Geheimnis zu sein scheinen.

3. **Hormone:** Der dritte große Erfolgsfaktor, den du als Hardgainer optimieren kannst, ist deine Hormonausschüttung – und hier insbesondere das Testosteron. An dieser Stelle möchte ich noch auf ein Gerücht eingehen, das du vielleicht schon einmal zu hören bekommen hast: Manche Bodybuilder behaupten, dass man durch die natürliche Steigerung des Testosteronspiegels keine größeren Effekte erzielen könne. Doch gerade bei Hardgainern ist dies eine Stellschraube, mit der das Muskelwachstum deutlich

beschleunigt werden kann – und zwar auch ohne künstliche Testosteronpräparate.

Ein Körperfettanteil von etwa 15% ist für die Testosteronproduktion optimal. Wenn du als Hardgainer einen stark reduzierten Körperfettanteil hast, ist sehr wahrscheinlich, dass dein Körper wesentlich weniger Testosteron ausschütten wird, als er es unter optimalen Bedingungen könnte. Einer der Gründe hierfür ist, dass das Testosteron die Fettverbrennung (zugunsten des Muskelaufbaus) fördert und eine hohe Testosteronausschüttung bei einem niedrigen Körperfettanteil somit eine Gefahr für uns darstellt. Dein Körper tendiert grundsätzlich dazu, deine Fettreserven zu schützen – warum das so ist, werden wir noch ausführlich besprechen.

Steigerst du deinen Testosteronspiegel, kannst du unter anderem härter trainieren. Durch einen höheren Testosteronspiegel erhöht sich also deine allgemeine Leistungsfähigkeit, wodurch du effektiver trainieren und schneller Muskelmasse aufbauen kannst. Auf der anderen Seite beschleunigt das Testosteron die Proteinsynthese, also den Prozess, bei dem letztendlich neue Muskeln entstehen.

4. **Trainingsgestaltung, Ernährung und Supplemente:** Genetische Gegebenheiten sind nicht immer fair – manche Menschen reagieren einfach besser auf das Krafttraining als als andere. Die klassischen Gründe hierfür hast du bereits erfahren, dennoch ist unser Organismus so komplex, dass wir unmöglich alle potentiellen Ursachen hierfür bennen können. Das bedeutet im Umkehrschluss für dich, dass du jeden einzelnen Parameter so gut es geht optimieren solltest und zwar so, dass du es über einen längeren Zeitraum durchhältst. Verstehe mich nicht falsch: Du wirst immer experimentieren müssen. Doch gerade als Hardgainer solltest du dich an die „Gesetze" halten, die auf hochwertigen, wissenschaftlichen Studien basieren, um nicht noch mehr Zeit mit „Broscience" zu verschwenden. Dies gilt insbesondere für die Trainingsgestaltung, Ernährung und Supplemente.

Hormone: HGH, Testosteron, DHT und Cortisol

<u>Testosteron und Dihydrotestosteron (DHT)</u>

Das Testosteron ist ein sogenanntes männliches Sexualhormon, das zu etwa 5% in der Nebennierenrinde und zu 95% in den Hoden gebildet wird. Obwohl auch Frauen Testosteron produzieren, weist dessen Anteil bei ihnen deutlich niedrigere Werte auf als bei Männern. Das Testosteron bewirkt unter anderem:

- Eine verbesserte Fettverbrennung
- Einen verstärkten Muskelaufbau
- Die Steigerung der Leistungsfähigkeit
- Eine erhöhte Risikobereitschaft
- Die Steigerung des Selbstbewusstseins
- Eine Erhöhung der Libido

Wie du bereits erfahren hast, ist ein hoher Testosteronspiegel unter anderem deshalb von Vorteil, weil du dadurch zum einen „härter" trainieren und zum anderen die Proteinsynthese beschleunigen kannst, wodurch die Muskeln letztendlich schneller wachsen.

Doch Testosteron ist nicht gleich Testosteron. Etwa 98% des Gesamttestosterons sind an Globulin

(SHBG)- und Albumin-Proteine gebunden und können dadurch nicht an den sogenannten Androgenrezeptoren andocken, wodurch sich die Wirkung überhaupt erst entfalten würde. Die restlichen 2% bezeichnen wir daher als das Freie Testosteron, das durch die Bindung an einen Androgenrezeptor tatsächlich seine Wirkung erzielt.

Je geringer dein Testosteronspiegel von Natur aus ist, desto signifikanter wirkt sich dessen Steigerung auf deinen Muskelaufbau aus. Wenn du stattdessen bereits einen hohen Testosteronspiegel hast, wirst du keinen allzu großen Unterschied wahrnehmen. Für jemanden mit geringen Ausgangswerten ist eine natürliche Steigerung des Testosteronspiegels von 100% sehr viel einfacher, als für jemanden, der bereits über hervorragende Ausgangswerte verfügt.

Neben dem Testosteron kennen wir außerdem noch das Dihydrotestosteron (DHT), was dem Testosteron zwar in seiner Wirkung ähnelt, allerdings wesentlich stärker wirkt als das ursprüngliche Testosteron selbst. Das DHT wird in minimalen Mengen im Hoden gebildet, jedoch erfolgt die größte DHT-Produktion mittels des 5α-Reduktase-Enzyms, welches das Testosteron in DHT umwandelt.

<u>Cortisol</u>

Der Gegenspieler des Testosterons ist das Cortisol, das zwei Hauptaufgaben hat: Zum einen reguliert es das Immunsystem herunter, weshalb es unter anderem in künstlicher Form dazu verwendet wird, Allergien zu behandeln. Zum anderen ist es für die Energiebereitstellung zuständig. So besteht unsere Muskulatur beispielsweise aus Proteinen, die sich wiederum aus Aminosäuren zusammensetzen. Cortisol kann diese Aminosäuren aus der Muskulatur herauslösen, um sie für die Energiegewinnung bereitzustellen – es greift also auf direktem Weg die Muskulatur an. Das Cortisol ist bis zu einem gewissen Grad überlebenswichtig, doch eine dauerhaft erhöhte Cortisolausschüttung geht mit der Zersetzung der Muskulatur und vielen weiteren Nebenwirkungen einher. Pauschal können wir behaupten, dass zu niedrige Cortisolwerte in der heutigen, westlichen Gesellschaft eher selten vorkommen. Hingegen haben viele von uns mit einem erhöhten Cortisolspiegel zu kämpfen, dessen Hauptursache Stress ist – sowohl körperlicher, als auch psychischer Stress. Darüber hinaus steht das Cortisol in direkter Konkurrenz zum Testosteron: Steigt der Cortisolspiegel, so beginnt der Testosteronspiegel zu sinken. Steigt der Testosteronspiegel, vermindert sich das Cortisol.

Wichtig ist hierbei außerdem noch, dass du verstehst, dass ein kurzzeitiger Anstieg des Cortisolspiegels deiner Muskulatur nichts ausmacht. Problematisch wird es hingegen, wenn der Cortisolspiegel sich allgemein auf einem hohen Niveau befindet – wie es bei sehr vielen Menschen der Fall ist. Trainierst du ständig intensiv bei einer geringen Kalorienzufuhr, kann es zu diesem Problem kommen. Insbesondere dann, wenn du zudem noch psychischem Stress ausgesetzt bist oder nicht genügend schläfst. Ein zu hoher Cortisolspiegel gehört zu den meistverbreiteten, gesundheitlichen Problemfaktoren unserer Zeit. Wir befinden uns in einer schnelllebigen Welt, in der wir immer mehr unter Leistungsdruck stehen und demzufolge permanent gestresst sind, ohne dieses Problem überhaupt noch wahrzunehmen. So bizarr es klingt: Wir haben uns so sehr daran gewöhnt, dauerhaft gestresst zu sein, dass wir es nicht einmal mehr merken.

Wachstumshormone (GH)

Wachstumshormone (GH oder HGH = Human Growth Hormone) gelten als anabole – also aufbauende – Hormone, die an vielen Prozessen unseres Körpers beteiligt sind. Um dieses Hormon ragen sich innerhalb der Bodybuilding-Szene besonders viele Gerüchte und Mythen. So fördern GH die Proteinsynthese und steigern dadurch unter anderem den Muskelaufbau und die Fettverbrennung. Auch hinsichtlich des Kraftsports sind sie für uns interessant, weil GH die Regenerationszeit verkürzen können. Eine natürliche Erhöhung – solange du nicht an einem Mangel dieses Wachstumshormons leidest – bietet dir jedoch nur in Kombination mit der gleichzeitigen Erhöhung des Testosteronspiegels einen nennenswerten Mehrwert. Wenn dein Testosteronspiegel auf einem unveränderten Niveau bleibt und sich nur dein GH-Spiegel erhöht, wirst du dadurch keinen verbesserten Muskelaufbau erzielen.

Fassen wir es also noch einmal kurz zusammen:

- Dein Testosteronspiegel hat einen direkten Einfluss darauf, wie gut du Muskelmasse aufbauen kannst. Je niedriger dieser Wert aktuell bei dir ist, desto stärker wirst du von einem Anstieg des Testosteronspiegels profitieren können. Je länger der betrachtete Zeitraum ist, desto besser macht sich ein (auf natürliche Art und Weise) erhöhter Testosteronspiegel optisch bemerkbar. Psychisch und kraftleistungstechnisch nimmst du die Schwankungen deines Testosteronspiegels wesentlich schneller wahr.

- Das Cortisol hingegen greift deine Muskulatur an und senkt gleichzeitig deinen Testosteronspiegel. Steigt der Cortisolspiegel an, sinkt in den meisten Fällen der

Testosteronspiegel. Steigt hingegen der Testosteronspiegel, sinkt in der Regel wiederum die Cortisolausschüttung. Hinderlich für den Muskelaufbau ist ein hoher Cortisolspiegel aber nur dann, wenn dieser über einen längeren Zeitraum erhöht ist. Trainingsbedingte Cortisol-Peaks sind gerade für junge Menschen sehr gut verkraftbar, solange sich diese in einem gewissen Rahmen befinden.

- Das Wachstumshormon (GH/ HGH) spielt für dich nur dann eine Rolle, wenn du es schaffst, deinen Testosteronspiegel deutlich zu erhöhen. Damit sind Steigerungen des Testosteronspiegels um etwa 50 bis 100 Prozent über einen längeren Zeitraum gemeint.

- Für jemanden, der trotz harten Trainings und einer angemessenen Ernährung kaum Muskeln aufbaut, empfiehlt es sich durchaus, einen Blick auf diese Hormone zu werfen.

Ernährung: Optimierte Nährstoffversorgung für Hardgainer

Allgemeine Ernährungslehre

So traurig es klingen mag: Die größte Motivation und das beste Training werden dir auf langfristige Sicht nicht die gewünschten Resultate bringen, wenn es mit der Ernährung hapert. Schuld daran sind die Gesetze der Physik. Ohne die benötigte Menge an Energie, kann keine neue Muskelmasse produziert werden. Auch kann dein Körper nicht einfach aus dem Nichts neue Muskelmasse erschaffen, wenn hierfür keine Bausteine (zum Beispiel Aminosäuren) vorhanden sind.

Dein Energiebedarf

Einer der häufigsten Gründe, warum Hardgainer Schwierigkeiten damit haben, Muskelmasse aufzubauen, ist eine zu geringe Kalorienzufuhr. Werfen wir also einen Blick auf die wichtigsten Faktoren, die für dich von praktischer Relevanz sein dürften.

Grundumsatz: Unser Körper nimmt seine Energie aus der Nahrung auf, um die wichtigsten Körperfunktionen aufrechtzuerhalten. Dieser Energiebedarf ist unser Grundumsatz. Er fällt von

Person zu Person unterschiedlich aus und variiert auch mit dem Alter. Der Grundumsatz entspricht der Menge an Energie, die dein Körper im absoluten Ruhezustand verbraucht.

<u>Leistungsumsatz:</u> Obendrein brauchen wir jedoch Energie für unsere körperlichen Tätigkeiten. Wir denken bewusst über Dinge nach, sprechen und laufen, treiben Sport und bewegen unseren Körper im Beruf und im Alltag.

<u>Gesamtumsatz:</u> Die Summe aus diesen beiden Komponenten ergibt den Gesamtumsatz, der nun nicht mehr nur von Person zu Person variiert, sondern auch davon abhängt wie wir unseren Alltag gestalten.

In der Theorie: Wenn du nun Muskeln aufbauen willst, musst du hier zusätzliche Kalorien aufschlagen – denn auch dafür wendet unser Körper extra Energie auf. Wenn du langfristig weniger als den Gesamtbedarf an Kalorien zu dir nimmst, wirst du infolgedessen abnehmen (Muskeln und/oder Fett). Wenn du mit deiner täglichen Kalorienzufuhr über deinem persönlichen Gesamtbedarf liegst, dann nimmst du auf lange Sicht zu (ebenfalls Muskeln und/oder vielleicht auch Fett).

In der Praxis: Die meisten Personen, die mit dem Kraftsport beginnen, befinden sich bereits in einem

Kalorienüberschuss und haben tendenziell einen höheren Körperfettanteil als sie „benötigen" (KFA > 15%). Im Sinne des Muskelaufbaus gilt: Je untrainierter ein Mensch ist, desto besser reagieren die Muskeln grundsätzlich auf das Training. Je fortgeschrittener ein Athlet allerdings ist, desto schwerer wird es für ihn, die Muskeln zum weiteren Wachstum anzuregen. Ein Grund dafür ist, dass Muskeln einen hohen Energieverbrauch aufweisen und der menschliche Körper – evolutionär bedingt – immer dazu tendiert, möglichst viel Energie zu sparen. Für jemanden, der also gerade erst mit dem Kraftsport begonnen hat und mit einem relativ hohen Körperfettanteil ins Training startet, ist sehr wohl möglich, in einem Kaloriendefizit Muskeln aufzubauen. Die notwendige Energie hierfür bezieht der Körper aus dem überschüssigen Körperfett. Je mehr Muskeln er jedoch mit der Zeit aufbaut, desto schwerer wird es für ihn, trotz eines Kaloriendefizits, noch mehr Muskelmasse aufzubauen. Das liegt daran, dass der Körper einerseits eine höhere „Toleranz gegen das Training" entwickelt und andererseits daran, dass das Körperfett allmählich zur Neige geht.

Als Hardgainer stehst du nun jedoch vor dem Problem, dass dein Körperfettanteil vermutlich ohnehin schon sehr niedrig ist. Wenn du Krafttraining betreibst und deine Muskeln zum Wachstum anregen willst, fängt dein Körper aus dem folgenden Grund an, sich zu wehren: Mehr Muskeln bedeuten für den Körper noch mehr Energieverbrauch – und das kann sich dein Körper, aufgrund des ohnehin schon niedrigen Körperfettanteils, im wahrsten Sinne des Wortes nicht leisten. Du musst also deine Kalorienzufuhr erhöhen, damit dein Körper es sich überhaupt erlauben kann, mehr Muskulatur aufzubauen und diese zu erhalten.

Letztendlich ist es wichtig, dass du deinen Kalorienbedarf kennst und deine täglichen Mahlzeiten dementsprechend gestaltest. Falls du deinen Kalorienbedarf noch nicht kennst, gehst du einfach wie folgt vor:

1. Du suchst dir im Internet einen Kalorienbedarfsrechner, der deine körperlichen Tätigkeiten (Job, Sport etc.) berücksichtigt und lässt dir dann deinen täglichen Kalorienbedarf berechnen. Der angegebene Wert wird nicht 100% korrekt sein, weil nicht alle Menschen gleich sind. Doch zumindest bekommst du so einen ungefähren Anhaltswert.

2. Als **Hardgainer** mit einem niedrigen Körperfettanteil schlägst du etwa **500 kcal** auf diesen Wert auf. Vielleicht klingt das für dich sehr viel, doch zum einen benötigt dein Körper zusätzliche Energie für den Aufbau neuer

Muskelmasse und zum anderen liegt der errechnete Wert in deinem Fall wahrscheinlich etwas zu niedrig. Wenn du merkst, dass du viel zu viel Fett aufgebaut hast, wirst du es schnell wieder verbrennen können, indem du deine tägliche Kalorienzufuhr einfach wieder einen wenig senkst (Hardgainer sein hat Vorteile!).

Makronährstoffe

Proteine

Proteine sind die Bausteine unserer Zellen und somit auch die unserer Muskeln. Unser Körper spaltet das Protein in seine einzelnen Aminosäuren auf, woraus er neue, körpereigene Zellen bilden kann – diesen Prozess bezeichnen wir als Proteinsynthese. Für einen effektiven Muskelaufbau empfiehlt sich der Konsum von ca. 1,5 bis 2,5 g Proteinen pro Kilogramm Körpergewicht. Ein 100 kg schwerer Mann sollte somit ca. 150 bis maximal 250 g Proteine am Tag konsumieren. Sollte dein Körperfettanteil jedoch unter 15% liegen, so sollte deine tägliche Proteinzufuhr zwischen 2,0 – 2,5g pro Kilogramm Körpergewicht betragen, wenn wir uns die aktuelleren Studien zu dieser Thematik betrachten. Ein übermäßiger Proteinkonsum (> 3g pro Kilogramm Körpergewicht) bewirkt darüber hinaus das deutliche Abfallen des Testosteronspiegels und eine Beschleunigung des

Stoffwechsels, wodurch dein Körper noch mehr Energie verbrennt. Des Weiteren besitzen Proteine die Eigenschaft, die Ausschüttung des Peptid YY-Hormons zu fördern, wodurch das Sättigungsgefühl ansteigt. Wenn du zu den Personen gehörst, die wenig Appetit verspüren, solltest du daher darauf achten, nicht allzu viele Proteine zu konsumieren, da es dich andernfalls zu stark sättigen könnte. Geeignete Proteinquellen sind Eier und Fisch sowie Fleisch- und Milchprodukte, da diese in der Regel alle notwendigen Aminosäuren beinhalten.

Kohlenhydrate (Carbs)

Kohlenhydrate dienen uns hauptsächlich als Energielieferanten. Dabei muss man die langkettigen von den kurzkettigen Kohlenhydraten unterscheiden. Je langkettiger ein Kohlenhydrat ist, desto gleichmäßiger ist die Energieversorgung. Kurzkettige Kohlenhydrate hingegen, wie zum Beispiel Glukose, geben ihre Energie sehr schnell ins Blut ab. Da unsere Kohlenhydratspeicher begrenzt sind, besteht bei den kurzkettigen Kohlenhydraten zum einen die Gefahr, dass unser Körper die überschüssigen Kohlenhydrate in Fette umwandelt. Zum anderen wird dein Körper auf Dauer nicht optimal mit Energie versorgt, worunter die Proteinsynthese und somit auch der Muskelaufbau leiden kann. Um es an dieser Stelle nicht allzu kompliziert für dich zu machen: Vermeide möglichst Kohlenhydrate aus raffiniertem Zucker und Weißmehl.

Greife stattdessen zu Vollkorngetreide, Vollkornnudeln, Reis, Kartoffeln, Hafer oder Bulgur. Diese sind langkettiger und beliefern uns mit wertvollen Ballaststoffen und Vitaminen. Im Vergleich zu den kurzkettigen Kohlenhydraten entfalten sie ihre Energie wesentlich gleichmäßiger und langsamer. Das wiederum hat zwei Vorteile. Erstens: Du wirst über längere Zeit kontinuierlich mit Energie versorgt. Zweitens: Dein Körper wandelt weniger überschüssige Energie in Körperfett um, das dann wiederum in deinen Fettdepots eingelagert werden würde.

<u>Fette</u>

Das Thema Fett ist im Fitnessbereich eines der am umstrittensten. Grundsätzlich benötigt unser Körper Fette für diverse Prozesse – unter anderem zur Versorgung mit Energie und der Produktion unserer Hormone. Fett besitzt weiterhin die Eigenschaft – mit etwa 9,3 kcal pro Gramm – mehr als doppelt so reich an Kalorien zu sein als Eiweiße und Kohlenhydrate.

Unterschieden werden zum einen:

1. <u>Die gesättigten Fettsäuren:</u> Gesättigte Fettsäuren, die „starren" Fette, sind hauptsächlich in tierischen

Produkten vorzufinden. Deine tägliche Fettzufuhr sollte etwa zu einem Drittel aus gesättigten Fettsäuren bestehen – besonders dann, wenn es dein Ziel ist, deinen Testosteronspiegel zu optimieren.

2. <u>Die ungesättigten Fettsäuren:</u> Diese werden wiederum in einfach und mehrfach ungesättigte Fettsäuren unterteilt.

Die einfach ungesättigten Fettsäuren sind in größeren Mengen in Oliven, Olivenöl, einigen Nüssen und Avocados vorhanden und sollten den größten Teil deines täglichen Fettkonsums ausmachen. Im Notfall kann der Körper diese Fette jedoch auch eigenständig produzieren. Die mehrfach ungesättigten Fettsäuren hingegen (zum Beispiel Omega-3 und Omega-6) sind essenziell und müssen über die Nahrung aufgenommen werden, da unser Körper diese nicht selbst herstellen kann. Mehrfach ungesättigte Fettsäuren sind unter anderem dafür verantwortlich, Entzündungen im Körper abzubauen. Eine allzu übermäßige Zufuhr der mehrfach ungesättigten Fettsäuren sollte dennoch vermieden werden, da diese zur Oxidierung neigen und deinem Körper dadurch auf unterschiedliche Art und Weise schaden können. Zu große Mengen an mehrfach ungesättigten Fettsäuren bewirken zudem eine Senkung des Testosteronspiegels. Achte daher auch hier darauf, dass du zwar die mehrfach ungesättigten Fettsäuren über die Nahrung aufnimmst, aber bedenke gleichzeitig, dass deine gesamte Fettzufuhr zum größten Teil aus einfach ungesättigten Fettsäuren bestehen sollte. Mehrfach ungesättigte Fettsäuren findest du in höherer Konzentration übrigens in Heringen, Makrelen, Lachs und auch Thunfisch.

Hinzu kommen die Transfette: In der Regel handelt es sich hierbei um industriell gehärtete, pflanzliche Fette wie zum Beispiel Margarine. Transfette sind vor allen Dingen in Fertigprodukten vorzufinden und sollten so gut es geht gemieden werden, da sie für eine Vielzahl lebensbedrohlicher Krankheiten verantwortlich sein können und unser Körper das Transfett ohnehin nicht benötigt.

Mikronährstoffe und Ballaststoffe

Bei den Mikronährstoffen handelt es sich um Nährstoffe wie Vitamine, Mineralien und Spurenelemente. Auch diese benötigt unser Körper in ausreichenden Mengen, um zu überleben. Insbesondere bei Sportlern ist der Bedarf an Mikronährstoffen jedoch erhöht und spielt somit eine besondere Rolle. Da es in der Realität relativ komplex ist, über diese einen genauen Überblick zu behalten, solltest du dir das Leben vereinfachen und auf eine ausgewogene Ernährung achten.

Greife zu Gemüse und Obst, um deinen Vitaminbedarf zu decken. Wähle bei den Getreideprodukten grundsätzlich die Vollkornvarianten, denn diese beinhalten zusätzlich noch Ballaststoffe.

Während den Makronährstoffen wie Fett, Protein und Kohlenhydraten im Bodybuilding große Aufmerksamkeit geschenkt wird, werden die Mikronährstoffe oftmals nicht beachtet. Denke jedoch daran, dass auch diese eine wichtige Rolle dabei spielen, deinen Körper in Takt zu halten, deine Hormone zu regulieren und dich letztendlich beim Muskelaufbau zu unterstützen.

Die richtige Ernährungsform für Hardgainer

Hardgainer zu sein, hat einen entscheidenden Vorteil: Du kannst es dir hin und wieder erlauben, beim Essen über die Stränge zu schlagen, ohne dass du dir große Sorgen um deine Definition bzw. deinen Körperfettanteil machen musst. Um einen Muskelwachstum zu erzielen, sollte deine Devise lauten: Lieber etwas mehr, als zu wenig.

Ich gehe davon aus, dass du deinen Kalorienbedarf (wie im vorherigen Kapitel beschrieben: Gesamtumsatz + 500 kcal) bereits ermittelt hast. An diesen solltest du dich innerhalb der nächsten Wochen halten.

An dieser Stelle müssen wir uns nun die Frage stellen, wie du es schaffst, diese Kalorienzahl zu erreichen, ohne dass das Essen für dich zu einer Qual wird. Je besser dir das Essen schmeckt, desto leichter wird dir dies gelingen. Auf der anderen Seite hat die Praxis gezeigt, dass feste Ernährungspläne in der Regel ihren Sinn verfehlen – und zwar einfach deshalb, weil sie vielen Menschen nach einer gewissen Zeit zu eintönig erscheinen. Du willst nicht ständig alles hoch- und runterrechnen, dich an feste Uhrzeiten halten und ständig einen festen Speiseplan befolgen müssen. Gut, am Anfang vielleicht schon, weil du noch motiviert bist. Doch spätestens dann, wenn es mit dem Muskelaufbau geklappt hat, ist die Wahrscheinlichkeit groß, dass du zu deinen alten Gewohnheiten zurückfindest. Daher macht es an dieser Stelle Sinn, ein paar simple Gewohnheiten zu entwickeln, die dir das Leben vereinfachen:

1. Erhöhe deine täglichen Mahlzeiten von drei auf fünf. Dadurch wird es dir leichter fallen, dein neues Kalorienziel zu erreichen. Ich empfehle dir, drei Hauptmahlzeiten und zwischendurch zwei

„Kalorienbomben" in Form von Shakes und Smoothies (siehe Punkt 2) zu dir zu nehmen.

2. Der wohl wichtigste Tipp für Hardgainer: Flüssignahrung in Form von kalorienreichen Shakes und Smoothies auf Basis von Fetten und Kohlenhydraten vereinfachen dir das Leben ungemein. Es wird dir deutlich leichter fallen, einen Shake mit 1000 kcal zu trinken, als die gleiche Menge an Kilokalorien in Form von fester Nahrung aufzunehmen. Falls du schon mal versucht hast, 1000 kcal durch Kartoffeln oder Nudeln aufzunehmen, dann weißt du, was ich meine. Am Ende dieses Buches erhältst du ein paar leichte und kalorienreiche Rezepte, die du dir innerhalb von zwei bis drei Minuten zubereiten und somit auch noch Zeit sparen kannst.

3. Trinke eine Stunde vor dem Essen kein Wasser mehr, da du dich ansonsten satt fühlen wirst. Verstehe mich bitte nicht falsch: Natürlich sollst du Wasser trinken – und zwar in möglichst großen Mengen – damit unter anderem die aufgenommenen Nährstoffe in die Muskeln gelangen können. Wenn du jedoch kurz vor dem Essen Wasser trinkst, füllst du deinen Magen, wodurch dir wiederum der Appetit vergehen wird.

4. Trinke zu den Mahlzeiten Grapefruitsaft. Dieser enthält Bitterstoffe und fördert dadurch die Magensaft- und Gallenbildung, was zufolge hat, dass du mehr Appetit bekommst und somit auch mehr essen kannst.

Deine Einkaufsliste

Nachfolgend erhältst du eine kurze Einkaufsliste mit geeigneten Lebensmitteln für den Muskelaufbau:

- o <u>Avocados:</u> Eine geschälte und entkernte Avocado in handelsüblicher Größe liefert dir ca. 400 kcal und wichtige Vitamine wie Vitamin C, D und E. Avocados sind reich an einfach ungesättigten Fettsäuren und liefern dir daneben eine optimale Portion an essenziellen Omega-3-Fettsäuren.

- o <u>Oliven und Olivenöl:</u> 100 ml Olivenöl entsprechen ca. 800 kcal. Dieses ist reich an einfach ungesättigten Fettsäuren, weshalb du hier bedenkenlos zugreifen solltest, solange du deine tägliche Kalorienaufnahme im Blick behältst.

- o <u>Eier:</u> Eier enthalten etwa 14 g Fett pro 100 Gramm – davon etwa 4,1 g einfach ungesättigt und 1,4 g mehrfach ungesättigt. Des Weiteren liefern Eier pro 100 Gramm etwa 13 g Eiweiß (Protein). Die Kalorienzahl eines einzelnen Hühnereis beträgt ca. 80

kcal, weshalb es sich eher als Proteinquelle eignet und nicht so sehr als Energiequelle.

o Fleisch- und Milchprodukte: Diese genießen große Beliebtheit bei Bodybuildern, da sie reich an Eiweißen und gesättigten Fettsäuren sind.

o Hafer: Hafer ist das „Sportlergetreide Nummer 1". Es besteht überwiegend aus langkettigen Kohlenhydraten und weist einen hohen Zink- und Magnesiumgehalt auf. Für Shakes eignet sich Hafer übrigens besonders gut in pulverisierter Form („Instant Oats").

o Kartoffeln, Reis und Vollkornnudeln: Diese versorgen dich mit langkettigen und ballaststoffreichen Kohlenhydraten und sorgen dafür, dass dein Körper relativ konstant mit Energie versorgt werden.

o Macadamia- und Paranüsse: 100 g Macadamianüsse liefern dir etwa 700 kcal Energie. Die Paranüsse kommen bei 100 g etwa auf 650 kcal. Diese

Nüsse dienen als gute Fett- und Eiweißquellen und wirken sich – im Gegensatz zu vielen anderen Nüssen – nicht negativ auf den Testosteronspiegel aus.

- Champignons: Champignons können Aromataseprozesse stark unterdrücken und verhindern damit ebenso die Umwandlung von Testosteron in Östrogene. Aus diesem Grund sind diese besonders interessant für Männer.

- Fisch: Fische sind gut geeignete Proteinlieferanten und versorgen dich obendrein mit den essentiellen Fettsäuren Omega-3 und Omega-6.

- Kokosöl: Kokosöl liefert dir ca. 860 kcal Energie bei 100 g bzw. 110 kcal bei einem Esslöffel. Daneben ist es besonders reich an gesättigten Fettsäuren. Das Besondere daran ist, dass es pflanzlich ist und dennoch bei hoher Hitze zum Braten genutzt werden kann.

- Grapefruitsaft: Neben zahlreichen Vitaminen beinhaltet dieser

Bitterstoffe, die den Appetit deutlich anregen können.

Aufteilung der Makronährstoffe

Vielleicht stellst du dir nun die Frage, wie du deine Fette, Kohlenhydrate und Proteine bestmöglich aufteilen solltest. An allererster Stelle: Mach dich bei diesem Thema nicht allzu sehr verrückt, denn du wirst auch ohne eine 1A-Makronährstoffaufteilung Muskeln aufbauen können, wenn du die Hauptpunkte dieses Buches beachtest. Außerdem ist es ziemlich unrealistisch, dass du dich von nun an, dein ganzes Leben lang, nach Aufteilungsformeln ernähren wirst. Die Aufteilungsformel, die ich dir jetzt dennoch mitgeben möchte, eignet sich besonders gut für den Muskelaufbau und ist ganz speziell für die Testosteronproduktion optimiert. Wenn du möchtest, kannst du die folgenden Formeln als Überschlagsrechnung benutzen, bis du in zwei bis drei Wochen ein routiniertes Gefühl dafür entwickelt hast und diese dann ohnehin nicht länger benötigst.

- *Tägl. Fettbedarf (g)*
  *= Kalorienbedarf pro Tag (kcal) * 0,3 bis 0,35 / 9,3*

- *Tägl. Kohlenhydratbedarf (g)*
  *= Kalorienbedarf pro Tag (kcal) * 0,4 bis 0,45 / 4,1*

- *Tägl. Proteinbedarf (g)*
  *= Kalorienbedarf pro Tag (kcal) * 0,2 bis 0,25 bzw. / 4,1*

Kohlenhydrate und Proteine liefern jeweils 4,1 kcal und Fette 9,3 kcal pro Gramm. Für einen Athleten, der 3000 kcal am Tag konsumieren möchte, bedeutet dies, dass er ca. 100 bis 115 g Fett, 300 bis 340 g Kohlenhydrate und 150 bis 190 g Proteine am Tag konsumieren würde. Beachte: Diese sind Anhaltswerte!

Welche Rolle spielt das Timing der Mahlzeiten tatsächlich?

Ein Thema, das häufig besprochen wird, ist die Frage nach dem perfekten Meal Timing – also zu welchen Zeiten man welche Nahrung konsumieren sollte und welche nicht. Zunächst einmal: Dank des heutigen Forschungsstands wissen wir mittlerweile, dass das Meal Timing nicht ansatzweise eine so große Rolle für den Muskelaufbau spielt wie bisher angenommen. Vielleicht hast du schon mal gehört, dass es beispielsweise wichtig sei, direkt nach dem Training schnellverdauliche Proteine zu konsumieren. Wie du bereits erfahren hast, dienen Proteine dazu, unserem Körper Aminosäuren bereitzustellen, aus denen neue Muskelzellen gebildet werden können. Hinzu kommt, dass die Aminosäuren die Proteinsynthese aktivieren – also den Vorgang, bei dem aus den Aminosäuren selbst neue Proteine für die Muskelzellen hergestellt werden. Die größte Rolle bei diesem Vorgang spielt hierbei die essenzielle Aminosäure Leucin, weshalb sie auch in der Supplement-Industrie großen Anklang gefunden hat, obwohl sie eigentlich in ausreichenden Mengen in herkömmlichen, tierischen Proteinen enthalten ist – doch hierzu später mehr. Kurz zusammengefasst: Ja, Proteine sind für uns wichtig, weil sie uns mit Aminosäuren versorgen, welche wiederum dem Muskelaufbau als Bausteine und Aktivatoren dienen. Was wir jedoch bedenken müssen, ist, dass wir grundsätzlich über einen Aminosäurenpool verfügen, in dem Aminosäuren mindestens(!) sechs Stunden lang gespeichert werden. Genau aus diesem Grund ist es relativ egal, ob du direkt nach dem Training Proteine konsumierst oder nicht. Solange du mindestens drei Mahlzeiten am Tag zu dir nimmst und jede dieser Mahlzeiten proteinhaltig ist, ist dein Aminosäurenpool über den gesamten Tag gefüllt. Wie du bereits erfahren hast, sind 1,5 bis 2,5 g Proteine pro kg deines Körpergewichts hierbei ein guter Anhaltswert. Auf der anderen Seite solltest du jedoch darauf achten, dass du zwischen deinen proteinhaltigen Mahlzeiten mindestens <u>drei Stunden</u> Zeit vergehen lässt. Der Grund hierfür ist die gerade erwähnte Aminosäure Leucin. Im Normalfall aktiviert sie die Proteinsynthese. Führen wir sie jedoch ständig unserem Körper zu, bildet sich in gewisser Weise eine Toleranz gegen sie, wodurch genau das Gegenteil geschieht: Die Proteinsynthese gerät ins Stocken.

Eine letzte Sache, die du beachten solltest, ist deine Verdauung. Wenn du kurz vor deinem Training eine schwere Mahlzeit isst, wird dein Körper seine Energie dafür nutzen, diese zu verdauen. Abgesehen davon, dass dir das Essen schwer im Magen liegen wird, kann es somit auch passieren, dass du auch noch Kraft einbüßt. Kurz gefasst: Du solltest einfach nur schauen, dass du in regelmäßigen Abständen, zwischen 3 bis 6

Stunden, deine (proteinhaltigen) Mahlzeiten zu dir nimmst und kurz vor dem Training schwere Mahlzeiten vermeidest. Doch selbst wenn du einmal 12 Stunden lang nichts gegessen haben solltest, ist die Wahrscheinlichkeit sehr gering, dass dein Aminosäurenpool vollständig entleert ist.

Die 5. Stellschraube

Kurzer Rückblick zum Thema Ernährung: Bisher hast du erfahren, dass die Kalorienzufuhr eine der wichtigsten Erfolgsfaktoren für dich ist, auf die du achten musst. <u>Zwei Risikofaktoren</u>, auf die du achten solltest, sind das <u>Sättigungsgefühl und die Zeit</u>. Zeitmangel ist ein häufiger Grund, weshalb Hardgainer nicht auf ihre Kalorienzahl kommen. Wenn es hier dran nicht gescheitert ist, könnte es nur noch am Appetit scheitern. Sind diese beiden Faktoren erst einmal gesichert, wirst du problemlos auf deine Kalorienzahl kommen, solange du über ein minimales Grundeinkommen verfügst. Langfristig gesehen, wird sich dein Magen vergrößern, wenn du es schaffst, jeden Tag ein bisschen mehr zu essen. Die Zeit hingegen ist dein ständiger Begleiter, um den du dich dein Leben lang kümmern musst. <u>Gewohnheiten</u> – wie zum Beispiel zwei kalorienreiche Smoothies am Tag zu trinken – ersparen dir eine Menge Zeit und umgehen gleichzeitig das Sättigungsgefühl.

Der letzte, wichtige Aspekt in diesem Zusammenhang, ist ein **psychologischer**. Ohne uns allzu sehr in Details zu vertiefen: Du solltest verstehen, dass dein Unterbewusstsein einen viel größeren Einfluss auf dein Leben hat als dein Bewusstsein. Dein Unterbewusstsein entscheidet darüber, was dich im

Leben motiviert und was nicht. Es entscheidet auch darüber, was dir schmeckt und was nicht. Wir handeln unser Leben lang nach unserem Selbstbild und der leisen Stimme in unserem eigenen Kopf, mit der wir uns identifizieren. Wenn du es schaffst, dein eigenes Selbstbild muskulös und voller Elan zu betrachten, dann wirst du keine Disziplin mehr brauchen, um zum Training zu gehen und automatisch Hunger auf das bekommen, was du benötigst. Wenn sich dein Selbstbild nicht ändert, dann wird es – früher oder später – zu einer Qual für dich werden, ständig auf deine Ernährung achten zu müssen, weil es noch immer kein „Teil von dir" ist, sondern eine Aufgabe, ein Mittel zum Zweck. Früher oder später wird dir immer mehr der Appetit vergehen und du wirst die absurdesten Rechtfertigungen kreieren, warum du dein Training ausfallen lassen musstest. Lass dir niemals einreden, dass Disziplin alleine der Erfolgsfaktor wäre.

Disziplin ist eine Starthilfe und eignet sich hervorragend dafür, neue Gewohnheiten zu formen und diese in unserem Unterbewusstsein zu verankern. Versuchen wir jedoch ein langfristiges Ziel durch pure Disziplin zu erreichen, machen wir uns das Leben zu einem Alptraum und verlieren am Ende jegliche Motivation. Ein sehr wichtiger Punkt ist es daher, dass sich dein Spiegelbild Woche für Woche weiterentwickelt, damit dein Unterbewusstsein beginnt, ein neues Selbstbild anzunehmen. Aus diesem Grund werden wir in den folgenden Kapiteln in erster Linie darauf eingehen, wie du optisch die größten Veränderungen erzielen kannst. Du kannst diesen Plan später natürlich anpassen, ergänzen und verfeinern, wobei ich dir für den Anfang dennoch anrate, dich zuerst auf dein Selbstbild zu fokussieren. Du brauchst sichtbare Ergebnisse und das in regelmäßigen Zeitabständen, wenn du lange am Ball bleiben willst und dieser Sport dir Spaß machen soll.

Dein Gehirn steuert den Muskelaufbauprozess: Zudem wachsen Muskeln nicht nur durch das Training an sich, sondern zu einem signifikanten Anteil auch durch reine Placebos. Es ist mittlerweile sehr gut belegt, dass die alleinige Vorstellungskraft genügt, um bei Trainingsanfängern einen deutlichen Muskelmassezuwachs zu erzielen – ohne dass diese überhaupt trainieren. Die eindeutigste Studie zu diesem Thema wurde 2007 im *North American Journal of Psychology* veröffentlicht. Hierbei wurden drei Teams mit jeweils zehn Teilnehmern gebildet, wobei die Untersuchungsdauer 12 Wochen betrug. Während die Kontrollgruppe, die sich weder das Krafttraining imaginär vorstellen, noch trainieren durfte (wie erwartet) keinen Kraftzuwachs erzielen konnte, erreichte die trainierende Gruppe ein Kraftsteigerung um 28%. Die dritte Gruppe wiederum, die zwar nicht trainieren durfte, das Training jedoch mental visualisierte, erzielte einen Kraftzuwachs von 24%(!). Darüberhinaus bestätigen zahlreiche weitere Studien, dass die bloße Erwartungshaltung den Muskelaufbau und den Kraftzuwachs signifikant erhöhen kann, wie aus der Metaanalyse „Placabo Effects Im Sport And Exercise – A Meta-Analysis" (European Journal of Mental Health, 2011) hervorgeht. Beispielsweise veranlasst das Verabreichen falscher (nicht wirksamer) Anabolika Präperate außergewöhnliche Muskelmasse- und Kraftzuwächse bei jenen Athleten, denen nicht erzählt wird, dass es sich bei den „Steroiden" um reine Placebos handelt.

Der Grund für dieses Phänomen ist, dass beinahe alle Prozesse, die in unserem Körper stattfinden, letztendlich von unserem Gehirn gesteuert werden. Hierzu zählen eben auch die Proteinsynthese und damit auch der Muskelaufbau. Zwar wird dieser Effekt geringer, je mehr zusätzliche Muskelmasse du bereits aufgebaut hast, doch gerade dann, wenn du noch am Anfang stehst, spielen die besprochenen psychologischen Aspekte für dich eine entscheidende Rolle und machen sich letztendlich auch optisch bemerkbar. Das bedeutet für dich: Wenn du dich selbst als „schmächtig" siehst, wirst du wesentlich langsamer Muskelmasse aufbauen können, als wenn du es schaffst, dein Selbstbild positiv zu verändern.

Effektive Trainingsgestaltung für Hardgainer

Was die Muskeln zum Wachsen bringt

Der Muskelaufbau basiert im Wesentlichen auf drei großen Säulen: Krafttraining, Ernährung und Regeneration. Bevor wir in diesem Kapitel dazu kommen, wie du deinen Trainingsplan optimal für den Masseaufbau gestaltest, müssen wir zuerst einmal klarstellen, welche die wichtigsten Faktoren im Bereich des Krafttrainings sind.

Ein Muskel besteht aus Muskelfaserbündeln, welche wiederum aus einzelnen Muskelfasern bestehen. Beanspruchen wir einen Muskel – beispielsweise beim Heben einer Last – wird ein Teil dieser Muskelfasern „aktiviert", um das Gewicht der besagten Last zu halten oder zu bewegen. Geht das Gewicht, die Dauer der Belastung, die Bewegungsgeschwindigkeit oder die Bewegungshäufigkeit über die „gewohnten Aufgaben" des jeweiligen Muskels hinaus, werden immer mehr Muskelfasern herangezogen, um diese ungewohnte Last zu bewältigen. Diesen Vorgang bezeichnen wir als Muskelfaserrekrutierung. Entscheidend dabei ist, dass bei einer ungewohnten Belastung sogenannte Mikrotraumata entstehen, wobei es sich um kleinste Risse in den Muskelfasern handelt. Strenggenommen wird bei diesem Vorgang der Muskel also verletzt. Theoretisch bedeutet das für uns: Je mehr Mikrotraumata wir herbeiführen und je größer dabei die Muskelfaserrekrutierung ist, desto mehr Muskelmasse muss unser Körper aufbauen, um eine zukünftige Belastung dieser Art besser verkraften zu können. Hierbei kommt es zu einer Verdickung der einzelnen Muskelfasern, die bereits vorhanden sind. Neue Muskelfasern produziert unser Körper jedoch nicht.

Belasten wir den Muskel immer und immer wieder so stark, dass die Regenerationsdauer nicht ausreicht, um den Muskel zu reparieren, erreichen wir das genaue Gegenteil. Aus diesem Grund wird beim Bodybuilding in der Regel ein Muskel mit einem Mindestabstand von 36 Stunden trainiert oder das jeweilige Workload heruntergeschraubt und entsprechend den Regenerationszeiten angepasst. An dieser Stelle wären wir auch schon bei unserem wichtigsten Faktor im Krafttraining – dem Workload.

Der Workload gibt das Gesamtgewicht an, das wir über einen definierten Zeitraum, bei einer definierten Übung bewegen. Wenn wir beispielsweise 2 x pro Woche jeweils 3 Sätze á 8 Wiederholungen Bizepscurls ausführen, unser Trainingsgewicht bei 10 kg liegt und wir den Workload für 4 Wochen bestimmen möchten, dann rechnen wir: 2 x 3 x 8 * 10 kg * 4. Unser Workload beträgt somit 1920 kg. Der Workload ist einer der wichtigsten Faktoren beim

Muskelaufbau. Grundsätzlich erhöht sich der Muskelaufbau mit steigendem Workload. Wird der Workload jedoch übertrieben, verlängert sich die Regenerationszeit. Der zweite, wichtige Punkt, den es zu beachten gilt, ist, dass fortgeschrittene Athleten einen höheren Workload benötigen als diejenigen, deren Muskulatur noch nicht so stark entwickelt ist. Wie bereits angesprochen, entwickelt der Körper mit fortschreitendem Trainingsstand eine Art Toleranz gegenüber dem Training und dem damit einhergehenden Wachstumsreiz.

Neben dem Workload ist außerdem die <u>Progression</u> entscheidend. Egal, wie hoch dein Workload ist: Wenn du sechs Monate lang immer mit demselben Gewicht trainierst, dann wird dein Muskelaufbau irgendwann stagnieren. Zwar ist klar, dass du nicht alle drei Tage dein Trainingsgewicht erhöhen kannst, aber gerade am Anfang kann es sinnvoll sein, auf monatliche Meilensteine hinzuarbeiten.

Häufig hören wir auch von einem dritten Faktor, der vor allem oft im High Intensity Training (HIT, nicht zu verwechseln mit HIIT!) angesprochen wird: die Time Under Tension, gerne auch abgekürzt mit „TUT". Hierbei handelt es sich um die Annahme, dass nicht nur der Workload entscheidend sei, sondern auch die Zeit, in der ein Muskel unter Belastung steht. So wird beispielsweise beim High Intensity Training mit wenigen Sätzen trainiert, die unter enormer

Belastung stattfinden. Ein Beispiel hierfür wäre das Bankdrücken, bei dem das Gewicht 2 Sekunden lang nach oben bewegt wird und man es innerhalb von 4 bis 5 Sekunden wieder herunterkommen lässt. Zunächst einmal muss erwähnt werden, dass zu diesem Thema bisher nur sehr wenige, qualitativ hochwertige Studien durchgeführt wurden und diese eher darauf hindeuten, dass die TUT keine besonders wichtige Rolle spielt. Ein Problem bei dieser Trainingsmethode ist, dass der Versuch, die TUT zu steigern, immer auf Kosten des Workloads geht. Klar: Wenn du ein Gewicht sehr langsam bewegst, dann wirst du entweder das Gewicht verringern müssen oder die Wiederholungszahl. Da der Workload jedoch erwiesenermaßen als einer der wichtigsten Faktoren für den Muskelaufbau gilt, würde ich dir nicht empfehlen, an ihm zu sparen. Ein letzter Punkt, der hier noch erwähnt werden sollte, ist die Muskelfaserrekrutierung, über die wir bereits gesprochen haben. Je stärker die Muskelfaserrekrutierung ausfällt, also je mehr Muskelfasern zum Bewältigen des Gewichts herangezogen werden, desto besser gelingt dir der Masseaufbau. Zwar sind Wiederholungszahl und Intensität hier die größten Hebel, mit denen du die Muskelfaserrekrutierung beeinflussen kannst, dennoch gibt es zudem noch einen dritten Punkt: Je schneller du ein Gewicht bewegst (von Punkt A nach Punkt B), desto schneller erfolgt die Muskelfaserrekrutierung.

Aus diesem Grund sollte die Aufwärtsbewegung gegen die Schwerkraft möglichst „explosiv" erfolgen.

Wiederholungsbereiche

Wenn es um die Frage nach der Anzahl der Wiederholungen und Sätze geht, hören wir oft Folgendes:

- „1 bis 5 Wiederholungen sind für den Kraftaufbau"
- „8 bis 12 Wiederholungen sind für die Hypertrophie (Muskelaufbau)"
- „alles über 15 Wiederholungen ist Kraftausdauer-Training"

Wenn diese Aussagen stimmen würden, dann stünde dein persönlicher Gewinner unter diesen drei Wiederholungsbereichen ja bereits fest. Zwar sind diese Aussagen nicht gänzlich richtig, dennoch beinhalten sie einen wahren Anteil.

1. *Wer mit hoher Intensität in einem niedrigen Wiederholungsbereich trainiert, wird grundsätzlich einen stärkeren Kraftzuwachs feststellen, als jemand der im „Hypertrophiebereich" trainiert – solange der Workload bei beiden Sportlern derselbe ist.*

2. *Gleichzeitig wird jemand, der mit höherer Wiederholungszahl trainiert, eine bessere Ausdauer erzielen, als jemand, der mit einer niedrigeren Wiederholungszahl trainiert.*

3. *Ab einer Wiederholungszahl von über 12 bis 15 WH (variiert von Person zu Person) wird der Wachstumsreiz (in den meisten Fällen) immer geringer, da sich die Muskelfaserrekrutierung stark verzögert. Das Trainingsgewicht ist in diesen Wiederholungsbereichen einfach so niedrig ausgelegt, dass während der anfänglichen Wiederholungen nicht alle Muskelfasern aktiviert werden müssen. Zwar gibt es einige Studien, die belegen, dass selbst bei 20 Wiederholungen der Muskelaufbau ähnlich gut gelingt wie im klassischen „Hypertrophiebereich", doch um sicher zu gehen, würde ich dir empfehlen, Wiederholungsbereiche > 12 WH zu meiden.*

4. *Die tatsächliche Hypertrophie – also der tatsächliche Muskelzuwachs – ist sowohl im Kraftaufbaubereich, als auch im „Hypertrophiebereich" derselbe(!).*

Diese vier Punkte sind wissenschaftlich ziemlich eindeutig belegt. Hieraus könnte man nun schlussfolgern, dass es egal wäre, für welchen Wiederholungsbereich man sich entscheidet, solange das Maximum 12 WH beträgt, doch ganz richtig ist diese Annahme nicht.

1. Ein Wiederholungsbereich zwischen 10 bis 12 Sätzen hat gegenüber einem niedrigeren WH-Bereich einen großen Vorteil: In der Realität ist es so, dass wir etwa 5 WH mit einer Intensität von 80 bis 85% unseres Maximalgewichts erreichen können. Für 10 WH müssen wir die Intensität auf etwa 60 bis 70% unseres Maximalgewichts reduzieren.

Beispiel: Jemand, der also exakt einmal 100 kg auf der Bank drücken kann, schafft in der Regel 5 WH mit einer Intensität von 80 bis 85 kg oder eben 10 WH mit 60 bis 70 kg. Ausgehend von diesem Beispiel erhalten wir im „Kraftaufbaubereich" folgendes Ergebnis:

*Workload im Kraftaufbaubereich = 5 WH * 80 kg * 4 Sätze * 8 Trainingstage (pro Muskel) = 12.800 kg*

Im Hypertrophiebereich errechnet sich:

*Workload im „Hypertrophiebereich" = 10 WH * 60 kg * 4 Sätze * 8 Trainingstage (pro Muskel) = 19.200 kg*

Somit lässt sich bereits erkennen, dass wir bei einer höheren Wiederholungszahl am Ende des Monats einen wesentlich größeren Workload erreicht haben und dieser Faktor ist, wie wie du bereits erfahren hast, entscheidend.

2. Dennoch macht es Sinn, einige Übungen auch im niedrigeren Wiederholungsbereich auszuführen, um eine schnellere *Progression* zu erreichen. Um den Workload langfristig zu steigern, müssen wir auch Übungen einbauen, die darauf abzielen, möglichst schnell unsere Kraft zu steigern. Logisch: Workload = Wiederholungen x Satzzahl x **Gewicht**.

Somit wäre es in der Theorie also am sinnvollsten, Übungen im Kraftaufbaubereich (1 bis 5 WH) mit volumengenerierenden Übungen im „Hypertrophiebereich" (10 bis 12 WH) zu kombinieren, um im Laufe der Zeit tatsächlich die größtmögliche Hypertrophie zu erzielen. In der Praxis ist es jedoch wiederum so, dass eine extrem hohe Intensität bei einer sehr geringen Wiederholungszahl uns unglaublich viel Zeit und Energie kostet, unser zentrales Nervensystem stark belastet und das Verletzungsrisiko erhöht.

<u>Beispiel</u>: Drei Wiederholungen bei einer Trainingsintensität von 90% belasten unser zentrales

Nervensystem so stark, dass wir eine Pausenzeit von etwa 3 Minuten einlegen müssten, um den nächsten Satz vernünftig bewältigen zu können. Auf der anderen Seite müssen wir natürlich die Anzahl der Sätze erhöhen, damit wir immer noch unser Volumen erreichen. Für ein Volumen von 21 Gesamtwiederholungen würden wir beispielsweise bei 7 WH pro Trainingssatz nur 3 Sätze benötigen. Bei 3 WH hingegen bräuchten wir 7 Sätze, um dasselbe Volumen zu erreichen (um es nicht allzu kompliziert zu machen, nehmen wir hier das Volumen und nicht den Workload). Im ersten Fall müssten wir also ca. 2 x 2 Minuten Pause einlegen, im zweiten Fall hingegen ganze 6 x 3 Minuten. Aufgrund der starken Belastung für das Zentralnervensystem und dem hohen Zeitaufwand, die mit extrem kurzen und intensiven Trainingsätzen einhergehen, würden die nachfolgenden Übungen unseres Trainingsplans zwangsweise ebenfalls darunter leiden. Hinzu kommt letztendlich dann auch noch das hohe Verletzungsrisiko, das bei extrem hoher Intensität stark ansteigt.

Für die Übungen, die wir zur Kraftsteigerung nutzen wollen, empfiehlt sich somit eine Wiederholungszahl von etwa 5 bis 8 WH, um die Übungen zeitlich nicht allzu sehr in die Länge zu ziehen und das Zentralnervensystem nicht zu stark zu belasten. Die Kraftsteigerung in diesem WH-Bereich ist zwar nicht ganz so hoch wie beispielsweise bei 3 WH, aber eben immer noch hoch genug. Übrigens ist dieser Wiederholungsbereich (5 bis 8 WH) am besten dazu geeignet, den Testosteronspiegel langfristig zu steigern.

Als Nächstes stünden wir vor der Frage, welche Übungen wir denn nun mit 5 bis 8 WH bzw. mit 10 bis 12 WH ausführen sollten, wenn wir beide Wiederholungsbereiche miteinander kombinieren wollen. Die Antwort hierauf ergibt sich schnell, wenn wir unsere Entscheidung auf Basis der Effizienz fällen. Da der geringere WH-Bereich in erster Linie dazu dienen soll, unsere Kraft zu steigern, um somit (langfristig betrachtet) den Workload zu erhöhen, macht es Sinn, diesen auf die Verbundübungen (Grundübungen) anzuwenden, da hier viele Muskeln gleichzeitig trainiert werden. Wie bereits besprochen, steigt der Zeitaufwand mit der sinkenden Anzahl an Wiederholungen. Somit würde es keinen Sinn machen, jeden einzelnen Muskel jeweils isoliert auf Kraftsteigerung zu trainieren.

Lange Rede, kurzer Sinn: Aus dieser Überlegung ergibt sich somit die Empfehlung, die Grundübungen in einem Wiederholungsbereich von 5 bis 8 WH auszuführen und die Isolationsübungen in einem Wiederholungsbereich von 10 bis 12 WH.

Trainingsgestaltung nach Priorität

Wenn es um die Frage nach der richtigen Trainingsmethode geht, müssen wir einige Dinge beachten. Wie du am Anfang dieses Buches gelernt hast, solltest du deinen Energieverbrauch möglichst niedrig halten. Je mehr Übungen und Sätze du ausführst und je öfter du trainierst, desto mehr Energie verbrennt dein Körper über das Training. Über die Woche verteilt, kann dies zufolge haben, dass du mit deiner Ernährung einfach nicht auf deine Kalorienzahl kommst, um dieses Defizit wieder auszugleichen. Davon bist du insbesondere dann betroffen, wenn du dich noch nicht an deine Ernährungsumstellung gewöhnt hast. Ein anderes Problem, das mit der steigenden Anzahl der Übungen und Sätze aufkommt, ist, dass dir schlichtweg die Energie für die wichtigsten, nachfolgenden Übungen fehlt.

Nun wirst du vielleicht gehört haben, dass gerade du als Hardgainer dich vollständig auf Grundübungen konzentrieren solltest, weil du dadurch angeblich am meisten Muskelmasse aufbauen kannst. Diese Behauptung ist zum Teil richtig, aber zum Teil auch leider verkehrt: Ja, es stimmt, Grundübungen wie Bankdrücken, Kniebeugen, Kreuzheben und Klimmzüge eignen sich hervorragend für Hardgainer. Bei diesen Verbundübungen werden nicht nur einzelne Muskeln trainiert, sondern immer gleichzeitig mehrere Muskeln und Muskelgruppen beansprucht. Auch ist es wissenschaftlich sehr gut belegt, dass gerade bei diesen Übungen die Testosteron- und GH-Ausschüttung am höchsten sind. Dennoch ist es ein Irrtum, zu glauben, dass Grundübungen per se auch kleinere Muskeln wie den Bizeps, den Trizeps oder die Schultern besser zum Wachstum anregen würden als intelligent gewählte Isolationsübungen.

Die tatsächlichen Vorteile der Grundübungen (Verbundübungen) sind Folgende:

1. *Deine Muskeln wachsen proportional zueinander, weil diese mit derselben Häufigkeit trainiert werden.*

2. *Viele unterstützende Muskeln werden mittrainiert und auch die Gelenke werden gestärkt.*

3. *Die Testosteronausschüttung wird maximiert (bei regelmäßigem Training um etwa 40% nach vier Wochen), weil höhere Gewichte bewältigt werden müssen und dein Körper beim Durchführen dieser Übungen eine allgemein höhere Leistung erbringen muss. Gleichzeitig kann in dieser Zeit der Cortisolspiegel um ca. 20% gesenkt werden. Damit sind nicht die kurzfristigen Cortisol-Peaks gemeint, sondern der für uns relevante,*

durchschnittliche Cortisolspiegel über den Tag verteilt.

4. *Viele Muskeln werden gleichzeitig trainiert, wodurch du dir viel Zeit sparen kannst.*

5. *Bestimmte Muskeln werden in den Grundübungen schon so stark beansprucht, dass das Isolieren hier kaum noch notwendig ist. Beispiele hierfür sind die Beinmuskulatur (Kniebeugen und Kreuzheben) sowie die Brustmuskulatur (Bankdrücken).*

Wie du siehst, bringen Grundübungen viele entscheidende Vorteile mit sich und die wichtigsten unter ihnen sollten ein- bis zweimal pro Woche ausgeführt werden. Auf der anderen Seite handelt es sich gerade bei diesen schweren Übungen um echte Energiefresser. Ebenso ist es schlichtweg verkehrt, dass Grundübungen wirklich jede Körperpartie „ausreichend" abdecken würden. Umso mehr ist es ein Dilemma, dass gerade den Hardgainern empfohlen wird, auf Isolationsübungen zu verzichten und vollständig auf Grundübungen umzusteigen.

Welches Ziel verfolgen die meisten Menschen, die ins Fitnessstudio gehen? Klar – einerseits ist es die Gesundheit, doch stell dir selbst einmal diese Frage: Was ist dein wirkliches Hauptziel? Wenn du zu der

Mehrheit der Personen gehörst, die Kraftsport betreiben, dann möchtest du wahrscheinlich einfach einen „typisch" athletischen und möglichst muskulös aussehenden Körper entwickeln. Deine Ziele sind also in erster Linie optisch ausgerichtet.

Gerade dann, wenn du deinem Traumkörper noch nicht nähergekommen bist, machst du dir das Leben anfangs leichter, wenn du <u>Kompromisse</u> eingehst. Das bedeutet nicht, dass du Körperpartien, die dir nicht wichtig sind, komplett aus deinem Trainingsplan streichen sollst. Vielmehr geht es darum, deinen Fokus auf die Körperpartien zu legen, die dir persönlich am wichtigsten sind.

- Wenn beispielsweise deine Brustmuskulatur zu deinen Prioritäten zählt, dann lohnt es sich beim Bankdrücken durchaus, ein bis zwei Sätze mehr auszuführen.

- Außerdem stehen die Chancen gut, dass gerade du als Hardgainer optisch breitere Schultern bekommen möchtest. Auch wenn der Name etwas Anderes vermuten lässt: Das Schulterdrücken sorgt nicht wirklich dafür, dass deine Schultern in der Horizontale breiter werden, sondern dafür, dass hauptsächlich deine vordere Schulter wächst. Die seitliche Schulterpartie ist hier natürlich involviert, aber eben nur zu einem kleinen

Bruchteil. Wenn deine vordere Schulter zu deinen Prioritäten gehört, dann kannst du gerne auf diese Übung deinen Fokus legen und sie mit möglichst viel Volumen beladen. Wenn du jedoch willst, dass deine Schultern von der Vorderansicht breiter aussehen, dann solltest du deinen Fokus auf eine Übung legen, die gezielt deine seitliche Schultermuskulatur trainiert und dir das Schulterdrücken am Anfang vielleicht sparen – beim Bankdrücken wird die vordere Schulter bereits ziemlich stark beansprucht.

- Wenn es dir wichtig ist, möglichst voluminöse Oberarme zu entwickeln, dann macht es Sinn, zumindest zwei Isolationsübungen – jeweils für den Bizeps und den Trizeps – in deinen Trainingsplan zu integrieren. Das Bankdrücken ist beispielsweise eine hervorragende Übung für die Brust und natürlich auch für den Trizeps, aber deswegen solltest du noch lange nicht auf eine isolierte Trizepsübung verzichten, wenn du primär massive Oberarme aufbauen möchtest.

Vergiss nicht, dass Bodybuilding eine Kultur ist und sich innerhalb dieser immer Trends und Gruppierungen bilden, die mit den eigentlichen harten Fakten nicht zwangsweise übereinstimmen müssen. Gerade als Trainingsanfänger gewinnt man heute den Eindruck, dass ein „waschechter Kraftsportler" massenhaft Grundübungen ausführen müsse, dass Training an Maschinen etwas für Senioren und Weichgespülte sei und dass jeder, der häufiger als einmal pro Woche seine Oberarme trainiert, unter die Kategorie „Primitiver Diskopumper" fallen würde. Lass dir so etwas nicht einreden!

Daher noch einmal zum Verständnis und weil so viele Meinungen zu diesem Thema kursieren: Wenn du hauptsächlich typisch optische Ziele verfolgst, dann sind es die Grundübungen, die deine Isolationsübungen ergänzen sollten und nicht andersherum. Mit anderen Worten: Ein maskulines Fitnessmodel sieht nicht deshalb so aus wie er aussieht, weil sein gesamter Trainingsplan nur aus Grundübungen besteht.

Als Hardgainer empfehle ich dir daher insbesondere bei den Grundübungen Prioritäten zu setzen. Absolviere bei der Grundübung, die dir persönlich am wichtigsten ist, die meisten Sätze und Wiederholungen. Bedenke, dass gerade die Grundübungen die meiste Energie verbrauchen und du diese am Ende wieder ins System bekommen musst. Beginne deinen Trainingsplan immer mit den Verbundübungen – denn nach sechs Sätzen Bizepscurls wirst du deine Klimmzüge nicht mehr vernünftig ausführen können. Achte trotzdem darauf, dass du dich bei solch schweren Übungen, die für dein persönliches, optisches Ziel nicht im Vordergrund stehen, nicht allzu sehr verausgabst – du benötigst all diese Energie später für die Übungen, auf die du deinen Fokus gelegt hast.

Fundamentale Grundübungen für Hardgainer

Besonders für Hardgainer sind die folgenden vier Grundübungen geeignet, die ich dir hier kurz aufführen möchte. Natürlich ersetzt dieses Kapitel keine professionelle Einweisung durch einen Trainer, die ich dir dringend empfehle, da du gerade bei den Grundübungen leicht Fehler machen kannst, die schlimmstenfalls Verletzungen nach sich ziehen können. Dennoch bekommst du auch hier von mir die wichtigsten Punkte aufgelistet, auf die du achten solltest – einerseits um Verletzungen zu vermeiden und andererseits, um den größtmöglichen Wachstumsreiz bei diesen Übungen zu setzen.

Klassisches Kreuzheben

Beanspruchte Muskeln beim Kreuzheben:
- Untere Rückenmuskulatur (Rückenstrecker)
- Gesäß (Gluteus Maximus)
- Oberschenkelmuskulatur (insbesondere der hintere Bereich)
- Nacken (Trapez)

Daneben:
- Wadenmuskeln
- obere Rückenmuskulatur (Latissimus)

- Unterarmmuskulatur
- Bauchmuskulatur

Wichtige Punkte:
➢ Füße stehen hüftbreit auseinander
➢ Stange 2 bis 3 cm von den Schienbeinen entfernt
➢ Füße zeigen minimal nach außen
➢ Griff: Hände umfassen die Stange mit jeweils einer Daumenlänge von den Waden entfernt
➢ Beide Handflächen zeigen nach innen.
➢ Rundrücken vermeiden(!) - Rücken gestreckt, Brust raus
➢ Kopf neutral, also in einer Linie mit der Wirbelsäule – so, dass du dich erst beim Aufstehen allmählich im Spiegel sehen kannst.
➢ Beim Aufstehen wird die Hüfte nach vorne rausgedrückt und die Spannung gehalten.
➢ Die Abwärtsbewegung beim Herablassen des Gewichts entspricht der umkehrten Aufwärtsbewegung.

Kniebeuge

Beanspruchte Muskeln bei der Kniebeuge:
- Oberschenkelmuskulatur (hauptsächlich der vordere Bereich)
- Gesäß (Gluteus Maximus)

Daneben:

- Gesamte Rückenmuskulatur
- Waden
- Bauchmuskeln

Wichtige Punkte:

➢ Füße etwa schulterbreit
➢ Schulterblätter zusammenziehen, damit die Stange nicht direkt auf den Wirbeln aufliegt.
➢ Mit einem breiten Griff beginnen und gegebenenfalls nach innen korrigieren, bis es sich bequem anfühlt.
➢ Brust raus und Rundrücken vermeiden(!)
➢ Innenrotation der Knie vermeiden: Knie zeigen leicht nach außen

Bankdrücken:

Beanspruchte Muskeln beim Bankdrücken:

- Brustmuskeln
- Trizeps

Daneben:

- Vordere Schulterpartie
- Seitliche Schultern (Deltas)
- Bauch

<u>Wichtige Punkte:</u>

- ➤ Schultern nach hinten und die Schulterblätter zusammen
- ➤ Brust raus, sodass sich ein mittelstarkes Hohlkreuz ergibt
- ➤ Stange befindet sich in der Ausgangsposition auf Augenhöhe
- ➤ Angespannte Brust
- ➤ Gerade Handgelenke
- ➤ Griff: Hände so breit fassen, dass die Unterarme in der untersten Position senkrecht zum Boden stehen (90° Winkel zum Boden).
- ➤ Bewegungsausführung: In einem leichten Bogen das Gewicht bis zu den oberen Rippen (knapp unterhalb der Brust) herablassen.
- ➤ Kurz bevor es diese berührt (1mm Abstand), die Spannung halten und aus der Brust heraus (in die Brust hineinfühlen) wieder in einem leichten Bogen nach oben drücken.
- ➤ Darauf achten, dass die Ellenbogen nicht zu stark nach außen zeigen.
- ➤ Die Arme werden (beinahe) vollständig durchgestreckt, aber darauf achten, dass dies nicht ruckartig geschieht.
- ➤ Der Po bleibt während der gesamten Übungsausführung auf der Bank.

Klimmzüge

Beanspruchte Muskeln bei den Klimmzügen:

- Latissimus (Oberer Rücken)
- Bizeps

Daneben:

- Trapezmuskel
- Unterarme

Wichtige Punkte

- ➢ Brust raus, Schulterblätter leicht zusammen
- ➢ Griff: Handflächen zeigen nach vorne und greifen die Stange so weit, dass die Unterarme in der höchsten Position senkrecht (im 90° Winkel) zum Boden stehen.
- ➢ Unterschenkel nur leicht einknicken (nicht vollständig)
- ➢ Grundsätzlich so weit hochziehen, dass mindestens das Kinn über die Stange ragt. Achtung: Bei sehr langen Unterarmen (häufig bei größeren Personen) ist das nicht machbar! In diesem Fall nur so weit wie möglich hochgehen.
- ➢ Spannung am obersten Punkt halten und sich langsam wieder herablassen
- ➢ Falls du irgendwann „zu stark" in dieser Übung geworden bist, empfiehlt sich ein Gürtel für Zusatzgewichte.

Sonstige Grundübungen

Vielleicht ist dir gerade aufgefallen, dass hier zwei Übungen nicht aufgeführt wurden, die häufig zu den Grundübungen gezählt werden: Das Rudern und das Schulterdrücken. Das Rudern ist eine hervorragende Übung für den gesamten Rücken und beansprucht viele weitere Muskeln wie den Bizeps bis hin zur Bauchmuskulatur. Falls du zu den fortgeschrittenen Athleten gehörst, empfehle ich dir, deinen Trainingsplan definitiv mit dieser Übung zu ergänzen. Als Anfänger werden Klimmzüge ausreichen, um deinen Rücken in die Breite zu trainieren. Dennoch: Je stärker du beim Bankdrücken wirst, desto eher rate ich dir, auch mit dem Rudern zu beginnen, damit du deinen Körper in Balance hältst. Beim Schulterdrücken verhält es sich ähnlich. Durch das Bankdrücken trainierst du bereits deine vordere Schulter sehr intensiv und eine extreme Ausprägung der vorderen Schultermuskulatur verschafft dir zu Beginn wahrscheinlich keinen besonders großen Anreiz. Diese Übung hat absolut ihre Daseinsberechtigung, gehört aber dennoch zu jenen Übungen, die für den „typischen Hardgainer" erst später interessant werden.

Typische Problemzonen eines Hardgainers

Armumfang

Seien wir ehrlich: Besonders wir Männer würden uns nicht über 3 bis 4 cm zusätzlichen Armumfang beklagen. Wenn die Arme zu deinen Problemzonen gehören, stehen die Chancen gut, dass dein Wunsch relativ schnell in Erfüllung gehen wird. Hier die Quick-Tips:

1. Dein Trizeps macht etwa 65 Prozent deines Armumfangs aus, weshalb er meistens auch ein größeres Wachstumspotential besitzt als der Bizeps. Wenn wir uns also nach der Effizienz richten, würden wir hierauf ein besonderes Augenmerk legen.

2. Viele Kraftsportler versäumen es, den gesamten Trizeps während des Trainings zu beanspruchen. Entscheidend für den Muskelaufbau ist – neben den bereits besprochenen Faktoren – vor allem die Dehnung des Muskels und die damit verbundene „Range of Motion" (~Bewegungsumfang), die mit ihr einhergeht.

3. Ohne uns zu sehr in Details zu vertiefen: Mit Übungen wie „Kickbacks" wirst du keine großen Erfolge erzielen können, da die Intensität hier einfach sehr gering ist. Interessanterweise ist gerade beim Trizeps-Training eine hohe Intensität extrem förderlich für den Muskelaufbau. Tiefgehende Hintergrundinformationen hierzu findest du im Studien- und Quellenverzeichen (Abschnitt: Trizeps-Training).

4. Das Trizepsdrücken am Kabelzug ist eine bessere Variante, doch wird auch bei ihr – im Gegensatz zu den Über-Kopf-Übungen – nicht aus der vollen Dehnung gearbeitet. Nichtsdestotrotz eignet sie sich gut zur Ergänzung.

5. Ähnlich verhält es sich mit dem Bizeps. Den Bizeps kannst du wunderbar mit herkömmlichen Bizepscurls trainieren, doch auch hier gibt es einige Dinge zu beachten.

Der Trizeps

French Press auf der Schrägbank

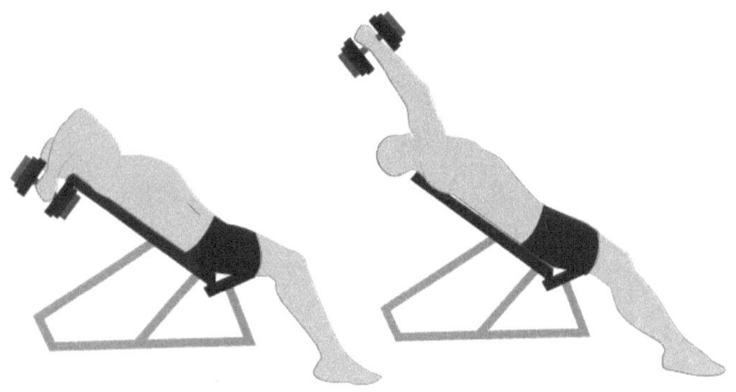

Lehne dich mit dem Rücken gegen eine Schrägbank (ca. 45°) und zwar so, dass dein Po nicht die Sitzfläche der Bank berührt und etwa 20 bis 30 cm (probiere es für dich aus) von dieser entfernt ist. Wähle für diese Übung eine Trizeps-Hantelstange (alternativ: zwei Kurzhanteln – siehe Abbildung), greife sie mit beiden Händen und strecke deine Arme nach oben. Die Oberarme können deine Ohren leicht berühren, müssen es aber nicht. Achte jedoch darauf, dass die Ellenbogen nicht zu stark nach außen zeigen und dabei möglichst weit nach hinten gehen. Lass das Gewicht von dieser Position aus – so weit wie möglich – nach unten und drücke es anschließend wieder komplett nach oben. Führe diese Übung mit einer mittleren bis hohen Intensität aus und profitiere insbesondere von den negativen Phasen, indem du das Gewicht bewusst spürst, während du es wieder herablässt. Und noch einmal, weil es wirklich wichtig ist: Achte darauf, dass deine Ellenbogen nicht zu stark nach außen driften!

Das Schöne an dieser Übung ist, dass du deinen gesamten Trizeps in voller Länge beanspruchst und dadurch einen maximalen Wachstumsreiz setzt.

Weitere Übungen für den Trizeps: Trizepsdrücken am Kabelzug und Dips

Zusätzlich kannst du deinen Trainingsplan um die klassischen Übungen Trizepsdrücken am Kabelzug und/oder Dips erweitern. Achte dabei jedoch darauf, dass du dich – wenn du am Kabelzug trainierst – für die Variante entscheidest, bei der du das stärkste Gewicht bewältigen kannst. Hierfür eignet sich in der Regel der gebogene (dreieckige) Griff am besten. Beim Trizepsdrücken im Untergriff (Handflächen zeigen nach außen) wirst du grundsätzlich mit weniger Gewicht arbeiten müssen, ohne dass dir diese Übung – gegenüber der klassischen Variante – irgendeinen Vorteil verschafft. Trainiert wird dein Trizeps dadurch also auf dieselbe Art und Weise wie beim dreieckigen Griff, nur mit dem Unterschied, dass du im Untergriff einen geringeren Wachstumsreiz setzen kannst.

Bei den Dips hast du grundsätzlich die Möglichkeit, dich verstärkt auf die (untere) Brust zu fokussieren oder auf den Trizeps. Wenn du deinen Fokus auf deine Brust setzen möchtest, solltest du dich während der Übungsausführung etwas weiter nach vorne lehnen. Wenn du gezielt deinen Trizeps bearbeiten willst, bewegst du dich während der Übungsausführung beinahe senkrecht zum Boden. Falls du bei den Dips mehr als 12 Wiederholungen schaffst, empfehle ich dir, einen Gürtel für weitere Zusatzgewichte.

Der Bizeps

Der Bizeps hat drei Aufgaben:

- Ellenbogen-Flexion: Das Zusammenziehen des Oberarmes und des Unterarmes (Beugung des Armes)
- Supination: Drehung des Unterarmes
- Schulter-Flexion: Anhebung des Armes gemeinsam mit der Schultermuskulatur

Eingedrehte Schrägbank-Bizepscurls mit Kurzhanteln

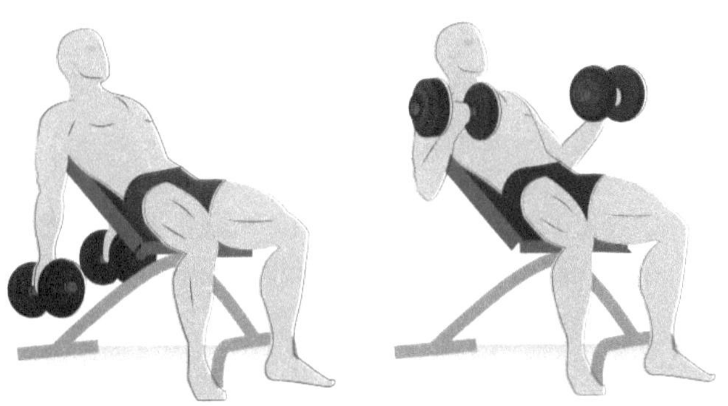

Bei einem klassischen Bizepscurl an der Langhantelstange ist die Spannung im Bizeps – aufgrund der Erdanziehungskraft – dann am größten, wenn die Unterarme während der Curl-Bewegung ungefähr parallel zum Boden stehen. Bei den Kurzhantelcurls verhält es sich ähnlich, allerdings haben wir hier die Möglichkeit, eine zusätzliche Drehbewegung mit einzubringen, indem wir während der Bewegungsausführung unsere Hände einfach eindrehen (Supination). Setzen wir uns auf ein Schrägbank im 45° Winkel und lassen die Arme herab, erzeugen wir eine stärkere Dehnung im Bizeps, wodurch sich die Spannung auf den Bizeps bereits in einer niedrigeren Position deutlich verstärkt. Zusätzlich wird es dir in dieser Lage automatisch leichter fallen, die Schultern aus dem Spiel zu lassen. Diese Variante ist besonders effektiv, wenn es darum geht, den Wachstumsreiz auf den Bizeps zu maximieren.

Schiebe die Brust nach vorne und ziehe deine Schultern zurück. Achte bei der Übungsausführung darauf, dass dein Handgelenk während der gesamten(!) Übungsausführung gerade bleibt und nicht wegknickt. Beginne die Übung so, dass deine Daumennägel in der niedrigsten Position nach vorne zeigen und drehe die Hände während der Curl-Bewegung ein – am höchsten Punkt der Bewegung müssen die kleinen Finger leicht nach oben zeigen.

Achte darauf, dass du das Gewicht nicht aus den Schultern bewegst, sondern wirklich nur aus dem Bizeps. Auch müssen deine Ellenbogen während der gesamten Übungsausführung an deinem Körper bleiben. Achte also darauf, dass du diese nicht nach vorne bewegst, um nachzuhelfen. Der letzte Punkt, den du dir merken solltest, ist, dass du die Hanteln erst beinahe komplett herunterlässt und ebenfalls beinahe vollständig nach oben bringst – ohne dabei die Position deiner Ellenbogen zu verändern und ohne die Spannung im Bizeps zu verlieren.

Als Letztes stellt sich noch die Frage, ob die Kurzhantelcurls gleichzeitig oder abwechselnd ausgeführt werden sollen. Die einfache Antwort auf diese Frage ist: Im Grunde ist es egal. Entscheide dich einfach für die Variante, die dir am besten gefällt und dir am meisten Spaß bereitet!

Bizepscurls auf der Scott-Bank – ohne Eindrehen

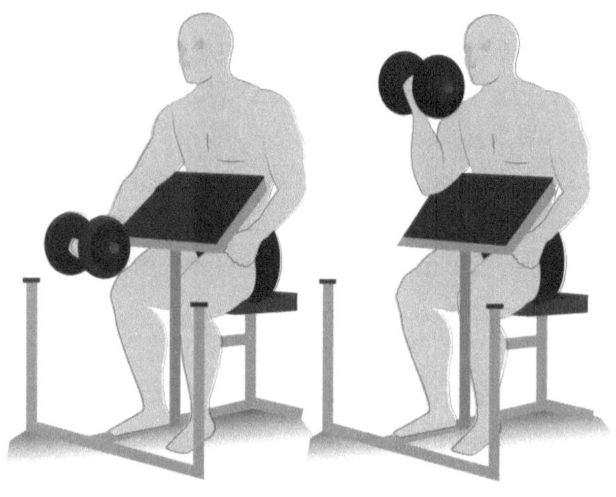

Ergänzend zu dieser Übung eignen sich Kurzhantelcurls auf der Scott-Bank. Zwar fehlt uns bei dieser Übung die Drehung des Unterarms (Supination), doch dafür bietet sie uns einen anderen Vorteil: Dadurch, dass die Startposition des Oberarms in diesem Fall etwas horizontaler ist als bei den Schrägbank-Curls, ist die Intensität der Übung im unteren Bereich des Bewegungsumfangs am höchsten (der Erdanziehungskraft sei Dank). Führe diese Übung immer jeweils mit einem Arm aus und unterstütze diesen gegebenenfalls für eine letzte Wiederholung mit dem freien Arm.

<u>Bizepscurls am Seilzug</u>

Eine weitere Übung, die sich optimal für das Bizepswachstum eignet, sind Bizepscurls am Kabelzug. Der Vorteil dieser Übung ist, dass die Spannung am Kabelzug während des gesamten Bewegungsablaufes relativ konstant bleibt. Dein Bizeps wird im unteren Bewegungsumfang ungefähr genauso stark belastet wie im oberen. Zwar wäre es theoretisch möglich, diese Übung auch auf der Schrägbank auszuführen und die Hand dabei einzudrehen, in der Praxis funktioniert das aber in den seltensten Fällen wirklich gut. Daher empfehle ich dir die Übungen im Stehen auszuführen und auf das Eindrehen des Unterarmes zu verzichten – hierfür hast du bereits eine andere effektive Übung kennengelernt, die ohnehin die Hauptübung in deinem Bizepstraining darstellen sollte.

Achte außerdem darauf, dass du auch bei dieser Übung das Gewicht vollständig aus dem Bizeps bewältigst und lasse deine Schultern hinten, ohne die Ellenbogen zu stark zu bewegen.

Kombinierst du diese drei Übungen miteinander, wirst du die maximale Muskelfaserrekrutierung erreichen und den Trainingseffekt gleichmäßig auf den gesamten Bizeps verteilen. Wenn du bisher keine Erfolge mit herkömmlichen Bizepsübungen hattest, könnten diese drei Übungen für dich wahre Wunder bewirken.

Seitliche Schultermuskulatur

Wie du gelernt hast, trainierst du bereits beim Bankdrücken deine Schultermuskulatur mit. Doch gerade die seitlichen Schultermuskeln, welche für den typischen „V-Look" verantwortlich sind, werden beim Bankdrücken häufig nicht im vollen Maße beansprucht. Daher macht es Sinn, die seitliche Schultermuskulatur <u>isoliert</u> zu trainieren.

<u>Seitheben</u>
Die effektivste Übung hierfür ist das klassische Seitheben. Wenn du zu den typischen Hardgainern gehörst und über „zu kurz geratene" Schlüsselbeine verfügst, solltest du diese Übung wirklich so häufig wie möglich(!) ausführen. Achte darauf, dass du mit den Kurzhanteln nur so weit runtergehst, dass du noch die Spannung spürst. Wenn du wieder hochkommst, sollten deine Schultern den höchsten Punkt bilden, dann deine Ellenbogen und als Letztes deine Hände. Vergiss bitte das Gerücht, dass du beim Hochgehen mit den Hanteln, die Hände extrem einzudrehen hast. Ja, wenn du das tust, wirst du merken, dass es schmerzt. Doch dieser Schmerz kommt nicht aus dem Muskel selbst, sondern aus jenen sensiblen Bereichen deines Schultergelenks, die besser nicht schmerzen

sollten, wenn du dir nicht die Schultern verletzen willst! Ein minimales Eindrehen der Hände ist jedoch erlaubt. Um es dir zu verdeutlichen: Deine Handrücken sollten beinahe parallel zur Decke sein und zwar so, dass deine kleinen Finger am höchsten Punkt nur minimal höher stehen als deine Daumen.

Brustmuskulatur

Die Brust können wir in den unteren, oberen und den mittleren Bereich unterteilen. Eine horizontale Unterteilung, wie häufig behauptet, existiert nicht. Du kannst also nicht beeinflussen, ob du den inneren oder äußeren Bereich deiner Brust trainierst, sehr wohl jedoch, ob du den Schwerpunkt einer Übung auf den oberen oder unteren Teil deiner Brust legst.

<u>Bankdrücken und Schrägbankdrücken: Auf die Technik kommt es an!</u>
Das Bankdrücken auf der Flachbank trainiert alle drei Bereiche – hauptsächlich jedoch den mittleren Bereich. Dips trainieren den unteren Bereich deiner Brust, wenn du dich dabei etwas nach vorne lehnst – eine Alternative hierzu ist zudem das „Negative Schrägbankdrücken". Das (positive) Schrägbankdrücken trainiert den oberen Bereich, wobei es keinen nennenswerten Unterschied macht, ob du diese Übung mit der Langhantel oder mit Kurzhanteln ausführst. Für das Schrägbankdrücken empfiehlt sich eine Neigung der Bank um ca. 20 bis

30°. Allerdings hängt der Neigungswinkel immer davon ab, wie stark du (während der Übungsausführung) ins Hohlkreuz gehst. Natürlich sollst du im Alltag ein Hohlkreuz vermeiden. Beim Training kann es jedoch hilfreich sein, solange du dabei die Spannung hältst. Je stärker dieses Hohlkreuz ist, desto flacher wird auch die Neigung deiner Brust, während du die Übung ausführst. Wenn du also zu den Personen gehörst, die bei dieser Übung eine starke Brücke bilden, ist es sinnvoll, die Bank noch stärker als 20 bis 30° zu neigen. Andernfalls würde deine Brust weiterhin horizontal bleiben und du würdest dieselbe Brustpartie trainieren wie schon beim Flachbankdrücken.

Grundsätzlich gehören alle vier Übungen (Bankdrücken, Schrägbankdrücken, Dips und Negatives Schrägbankdrücken) zu den effektivsten Übungen für die Brust. Häufig werden diese Übungen jedoch falsch ausgeführt und verfehlen dadurch den Reiz auf die gewünschten Partien. Achte besonders beim Bankdrücken und beim Schrägbankdrücken (positiv wie auch negativ) darauf, dass du das Gewicht in einem leichten Bogen auf und ab bewegst und fixiere deine Schultern hinten. Stelle dir während der Übungsausführung vor, wie du die gesamte Kraft aus deiner Brust auf das Gewicht überträgst. Achte außerdem darauf, dass du nicht zu eng oder zu breit greifst. Ein zu enger Griff überträgt das Gewicht vor allem auf den Trizeps, wohingegen ein zu breiter Griff insbesondere die vordere Schulterpartie beansprucht. Die Breite des Griffs sollte so gewählt werden, dass deine Unterarme am niedrigsten Punkt der Stange – also dann, wenn sie fast unterhalb deiner Brust aufliegt – einen 90° Winkel zum Boden bilden. Grundsätzlich solltest du erst am Anfang die Ausführung perfektionieren, bevor du damit beginnst, das Gewicht zu steigern.

Butterflys

Wenn die Brustmuskulatur zu deinen Hauptproblemzonen gehört und du den Wachstumsreiz noch weiter intensivieren willst, kannst du deinen Trainingsplan um eine weitere Übung ergänzen, bei der du das Gewicht in einer Rotation bewegst. Bildlich gesprochen, „umarmst" du bei dieser Übung ein großes rundes Objekt. Hierfür sind die sogenannten Butterflys geeignet, von denen es mehrere Varianten gibt. Verzichte auf Butterflys mit Kurzhanteln auf der Bank. Da du auch hier eine rotierende Bewegung ausführst (und keine drückende wie z.B. beim Bankdrücken), würde deine Brust ansonsten nur in einem sehr geringen Anteil des Bewegungsumfangs belastet werden. Butterflys am Kabelzug sind daher besser geeignet. Hierbei kannst du die Wirkung auf deine Brustmuskeln noch etwas intensivieren, indem du die Hände während der Übungsausführung in einer neutralen Position hältst

(Handrücken zeigt zur Decke). Der Grund hierfür unterliegt biomechanischen Aspekten. Relevant ist für dich jedoch, dass du es einfach mal ausprobierst und versuchst, den Unterschied zu spüren.

Häufig gestellte Fragen

Welches Gewicht soll ich nehmen?
Das Trainingsgewicht sollte so gewählt werden, dass du die Anzahl der Wiederholungen, die du dir vorgenommen hast, noch gerade so sauber ausführen kannst.

Bei Übungen zwischen 5 bis 8 WH empfiehlt sich eine Intensität von 80 bis 85% deiner Maximalkraft – also das Gewicht, bei dem du genau eine Wiederholung schaffst. Bei 10 bis 12 Sätzen solltest du ein Gewicht wählen, das etwa 60 bis 70% deiner Maximalkraft entspricht. Wenn du beim Bankdrücken exakt eine Wiederholung mit maximal 100 kg schaffst, dann bedeutet das beispielsweise, dass sich etwa 80 bis 85 kg für 5 bis 8 Wiederholungen eignen oder 60 bis 70 kg für 10 bis 12 Wiederholungen.

Je mehr Sätze, desto besser?
Je häufiger du einen Muskel pro Woche trainierst, desto weniger Sätze musst du pro Trainingseinheit ausführen. Wenn du zum Beispiel zweimal pro Woche Kniebeugen machst, dann sind 3 Sätze pro Trainingseinheit meist völlig ausreichend (Aufwärmsätze nicht miteinbezogen). Wenn du hingegen nur einmal pro Woche Kniebeugen ausführst, solltest du die Satzzahl auf 4 bis 5

hochschrauben – vorausgesetzt, die Kniebeuge gehört zu deinen Prioritäten. Je fortgeschrittener du bist, desto mehr Sätze sind zu empfehlen. Bedenke jedoch das Gesetz der abnehmenden Grenzerträge: Wenn du – anstatt 2 Sätze zu absolvieren – 3 Sätze ausführst, dann hast du mit dem dritten Satz einen hohen „Gewinn". Wenn du einen vierten Satz hinzufügst, dann hast du zwar immer noch einen Gewinn, doch dieser ist nicht mehr ganz so groß wie der Gewinn, den dir der dritte Satz erbracht hat. In der Praxis bedeutet das: Anstatt einmal pro Woche Kniebeugen mit 6 Sätzen auszuführen, ist es wesentlich effektiver, zweimal pro Woche Kniebeugen mit 3 Sätzen zu machen. Das liegt zum einen daran, dass die stärkste Regeneration (Muskelaufbau) in den ersten 36 Stunden stattfindet, nachdem ein Muskel trainiert wurde und du auf diese Weise zweimal pro Woche von dieser Phase profitierst. Zum anderen liegt es an den bereits angesprochenen, abnehmenden Grenzerträgen. Beim ersten Satz erzeugst du sehr viele Risse in den Muskelfasern. Mit dem zweiten Satz erzeugst du noch mehr Mikrotraumata, allerdings nicht mehr ganz so viele wie beim ersten Satz. Im dritten Satz erzeugst du erneut Mikrotraumata, jedoch viel weniger als du es beim ersten und auch zweiten Satz getan hast usw. Deshalb ist es effektiver, die Sätze möglichst auf zwei Tage pro Woche zu verteilen, als alle in einer einzigen Trainingseinheit pro Woche unterzubringen.

Wie lange mache ich Pause?

Die optimale Pausenlänge für eine maximale GH-Ausschüttung liegt bei ca. 45 Sekunden. Die optimale Pausenlänge zur Steigerung des Testosteronspiegels liegt bei etwa 90 Sekunden, wobei die GH-Ausschüttung auch in diesem Fall noch relativ hoch ist. Da jedoch besonders die großen Muskeln mehr Zeit benötigen, um erneut mit Sauerstoff und Nährstoffen aufgefüllt zu werden, empfiehlt sich bei den Verbundübungen eine eher längere Pause. Übungen wie Kniebeugen und Kreuzheben stellen außerdem eine enorme Belastung für das Zentralnervensystem dar, sodass die Pausenlänge etwa 2 bis 3 Minuten betragen sollte. Eine Pausenlänge von 90 Sekunden ist hingegen ein guter Richtwert für die Isolationsübungen. Achte auch hier wieder auf dein Körpergefühl: Wenn du den Eindruck hast, dass du eine längere Pause benötigst, dann brauchst du auch meistens eine längere Pause. Ignorierst du diese Anzeichen deines Körpers, belastest du unter anderem dein Immunsystem, was dazu führen kann, dass du aufgrund einer Erkrankung für einige Tage oder sogar Wochen gar nicht mehr trainieren kannst.

Zu welcher Uhrzeit sollte ich trainieren?

Grundsätzlich ist die Frage nach der perfekten Tageszeit zweitranging. Dennoch hat ein Training am Morgen drei große Vorteile:

Zum einen ist unser Energielevel tagsüber am höchsten – schon alleine deshalb, weil wir noch nicht sehr lange wach sind, der Melatoninspiegel aufgrund des Sonnenlichts relativ niedrig ist und wir einfach noch nicht so viele Dinge unternommen haben, die unseren Körper ermüden würden. Auch ist der Testosteronspiegel morgens immer am höchsten, weswegen wir am Morgen eine deutlich höhere Leistung erbringen und häufig sogar mit dem gleichen Gewicht zwei bis drei Wiederholungen mehr „rausholen" können als am Abend. Der dritte Punkt ist die Motivation: Du hast einen guten Grund, um aufzustehen und verzeichnest – nachdem du dein Training absolviert hast – gleich schon dein erstes Erfolgserlebnis des Tages. Dennoch: Wenn du es aus zeitlichen Gründen nicht schaffst, morgens ins Fitnessstudio zu gehen, dann ist das zwar nicht optimal, doch kannst du dennoch davon ausgesehen, dass sich dein Körper mit der Zeit auch daran gewöhnen wird. Was du jedoch nicht machen solltest, ist 2 bis 3 Stunden vor dem Zubettgehen zu trainieren. Nach dem Krafttraining ist dein Kreislauf stark angeregt, wodurch es dir schwerfallen wird, vernünftig einzuschlafen.

Trainingspläne

Nachfolgend erhältst du zwei Trainingspläne, die sich besonders gut für Hardgainer eignen. Natürlich musst du diese nicht zu 100% übernehmen. Du hast dir bis hierhin alle Informationen angeeignet, um diese nach deinen eigenen Bedürfnissen zu optimieren. Als Hardgainer wirst du außerdem vielleicht häufiger gehört haben, dass du möglichst nur dreimal pro Woche trainieren und auf ein Split-Training verzichten solltest, damit du über das Training nicht zu viel Energie verbrennst. Zwar ist es richtig, dass du mehr Energie verbrennen wirst, wenn du viermal pro Woche trainierst doch bedenke, dass du dadurch auch einen größeren Wachstumsreiz setzen kannst. Wenn du es also zeitlich schaffst, viermal pro Woche zum Training zu gehen, dann mache es. Achte dabei nur darauf, dass du dein Minimum an Kalorien einhältst.

<u>Split-Training (4 Tage pro Woche):</u>

Tag 1: Unterkörper, Brust, Schulter, Trizeps
3 Sätze Kniebeugen,
3 Sätze Bankdrücken,
5 Sätze Seitheben,
4 Sätze French Press auf der Schrägbank,
2 Sätze Trizepsdrücken am Kabelzug

Tag 2: Rücken, Bizeps
3 Sätze Klimmzüge,
4 Sätze Bizepscurls mit Eindrehen auf der
Schrägbank,
3 Sätze Einarmige Bizepcurls auf der Scott-Bank,
2 Sätze Bizepcurls am Kabelzug

Tag 3: Pause

Tag 4: Brust, Schulter, Trizeps
3 Sätze Klimmzüge,
3 Sätze Bankdrücken,
5 Sätze Seitheben,
4 Sätze French Press auf der Schrägbank,
2 Sätze Trizepsdrücken am Kabelzug

Tag 5: Unterkörper, Rücken, Bizeps
3 Sätze Kreuzheben,
4 Sätze Bizepscurls mit Eindrehen auf der
Schrägbank,
3 Sätze Einarmige Bizepcurls auf der Scott-Bank,
2 Sätze Bizepcurls am Kabelzug

Tag 6 und 7: Pause

<u>Ganzkörpertraining (3 Tage die Woche):</u>

Tag 1:
2 Sätze Kreuzheben,
3 Sätze Bankdrücken,
3 Sätze Seitheben,
1 Satz Klimmzüge,
3 Sätze Bizepscurls mit Eindrehen auf der Schrägbank,
2 Sätze Einarmige Bizepcurls auf der Bizepscurls Scott-Bank,
3 Sätze French Press auf der Schrägbank,
2 Sätze Trizepsdrücken am Kabelzug

Tag 2: Pause

Tag 3:
2 Sätze Kniebeugen,
3 Sätze Bankdrücken,
3 Sätze Seitheben,
3 Sätze Klimmzüge,
3 Sätze Bizepscurls mit Eindrehen auf der Schrägbank,
2 Sätze Einarmige Bizepcurls auf der Bizepscurls Scott-Bank,
2 Sätze French Press auf der Schrägbank,
2 Sätze Trizepsdrücken am Kabelzug

Tag 4: Pause

Tag 5:

2 Sätze KH/ Kniebeugen,

3 Sätze Bankdrücken,

3 Sätze Seitheben,

1 Satz Klimmzüge,

3 Sätze Bizepscurls mit Eindrehen auf der Schrägbank,

2 Sätze Einarmige Bizepcurls auf der Bizepscurls Scott-Bank,

3 Sätze French Press auf der Schrägbank

2 Sätze Trizepsdrücken am Kabelzug

Tag 6 und 7: Pause

Proteinshakes und BCAAs – Mythen und Fakten

Proteine spielen eine entscheidende Rolle, wenn es darum geht, Muskelmasse aufzubauen. Zum einen möchtest du deine bestehenden Muskeln erhalten und zum anderen willst du noch mehr Muskelmasse generieren. Auch ist eine ausreichende Versorgung mit Proteinen deshalb so wichtig, weil dein Körper hieraus Aminosäuren bezieht, die für viele Schlüsselfunktionen in deinem Körper verantwortlich sind und unter anderem auch deine Hormonproduktion und die Proteinsynthese regulieren.

BCAAs – sinnvoll oder rausgeschmissenes Geld?

Bei den BCAAs handelt es sich um drei der acht essenziellen Aminosäuren (also solchen, die unser Körper nicht selbst produzieren kann, sondern aus der Nahrung beziehen muss), denen nachgesagt wird, dass sie besonders wichtig für den Muskelaufbau wären: Leucin, Isoleucin und Valin. Verkehrt ist diese Annahme grundsätzlich nicht, denn ja, es stimmt: Diese Aminosäuren sind unverzichtbar für den Muskelaufbau. Nun stellt sich jedoch die Frage, ob es Sinn macht, diese in isolierter Form zu konsumieren.

Zum einen sind die Aminosäuren Leucin, Isoleucin und Valin in jedem tierischen Protein und vor allem auch im Whey-Protein in genügendem Maße vorhanden. Zum anderen benötigt unser Körper für den Muskelaufbau nicht nur diese drei Aminosäuren, sondern eben alle. BCAAs gehören somit in die Schublade der typischen Produkte, die die Supplement-Industrie auf intelligente Weise vermarktet und dir im Regelfall keinen nennenswerten Vorteil verschaffen werden.

Whey-Protein – Konzentrat, Isolat und Hydrolysat

Das Whey-Protein kann für jene Athleten sinnvoll sein, denen es über die normale Ernährung nicht gelingt, auf ihre 1,5 bis 2,5 g Protein pro Kilogramm ihres Körpergewichts zu kommen. Doch auch hier stehen wir wieder vor der Wahl dreier Produkte:

Whey-Protein-Konzentrat (Standard Whey):
Beim Whey-Protein handelt es sich um ein tierisches Protein, das aus Molke gewonnen wird. Der Proteingehalt eines 80er Whey-Proteins liegt – abzüglich der Zusatzstoffe – bei etwa 75 g Protein pro 100 g. Zu beachten ist weiterhin, dass das Whey-Protein, neben den Aromastoffen, außerdem Laktose (Milchzucker) enthält, die bei laktoseintoleranten Menschen zu Verdauungsproblemen führen kann.

Ansonsten verfügt ein in Deutschland hergestelltes Whey-Protein-Konzentrat in ausreichendem Maße alle notwendigen Aminosäuren, die für den Muskelaufbau notwendig sind.

Whey-Isolat:

Beim Whey-Isolat handelt es sich um ein veredeltes Whey-Protein, das einen etwas höheren Eiweißgehalt aufweist, als das klassische Whey-Konzentrat, da es unter anderem kaum noch Laktose enthält. Einen nennenswerten Vorteil bietet es für die Personen, die aufgrund einer Laktoseintoleranz von einem Whey-Konzentrat absehen möchten. Leidest du nicht an einer Laktoseintoleranz, wird es sich für dich wahrscheinlich preislich eher lohnen, zu einem Whey-Konzentrat zu greifen – der minimale Unterschied im Proteingehalt lässt sich bereits mit einem zusätzlichen Esslöffel wieder ausgleichen.

Whey-Hydrolysat:

Das Whey-Hydrolysat ist die teuerste der drei Varianten. Hier liegen die Aminosäuren in freier Form vor und das Endprodukt enthält beinahe keine Kohlenhydrate. In der Theorie heißt das, dass die freien Aminosäuren besser und schneller vom Körper aufgenommen werden können als die verketteten Aminosäuren der anderen beiden Varianten. Allerdings ist dieser Unterschied so geringfügig, dass er in der Praxis vernachlässigt werden kann. Dein

Körper verfügt bereits über einen Aminosäurenpool, in dem sich immer freie Aminosäuren befinden, solange du alle 6 bis 10 Stunden Proteine konsumierst. Wirklich Sinn macht dieses Produkt nur für diejenigen, die (aus welchem Grund auch immer) vollständig auf Kohlenhydrate verzichten möchten.

Zusammengefasst bedeutet das für dich, dass sich ein Whey-Protein (Konzentrat) dann für dich lohnt, wenn du es tatsächlich nicht schaffen solltest, über deine Mahlzeiten auf deine 1,5 bis 2,5 g Eiweiß pro Kilogramm Körpergewicht zu kommen. Falls du an einer Laktoseintoleranz leidest, empfiehlt sich für dich das etwas kostspieligere Whey-Isolat. Das Whey-Hydrolysat gehört zu jenen Nahrungsergänzungsmitteln, die du dir definitiv sparen kannst.

Die 5 effektivsten Supplemente für Hardgainer

Kreatin

Das Kreatin gehört zu den wenigen Supplementen, die über einen längeren Zeitraum intensiv erforscht wurden. Darüber hinaus gilt die Wirkung von Kreatin als eindeutig wissenschaftlich belegt, wobei auch hier gesagt werden muss, dass es bei einer geringen Anzahl von Menschen keine Wirkung erzielt, wenn diese zu den sogenannten Non-Respondern zählen. Die Mehrheit der Personen, die Kreatin regelmäßig und über einen längeren Zeitraum konsumieren, profitieren jedoch in einem signifikanten Ausmaß von diesem Supplement, soweit die Tagesdosis bei etwa 3 bis 5 Milligramm liegt. Die Hauptwirkung von Kreatin besteht darin, die Muskulatur durch kurzfristige Energiebereitstellung leistungsfähiger zu machen, was sich dadurch bemerkbar macht, das schwerere Gewichte bewältigt werden können und die Anzahl der möglichen Wiederholungen sich maximiert. Infolgedessen kann eine Supplementierung mit Kreatin einen größeren Wachstumsreiz herbeiführen, wenn der Trainierende diesen Vorteil auch tatsächlich für sich nutzt.

<u>Weitere Vorteile</u> von Kreatin sind:

Unterdrückung des wachstumshemmenden Hormons <u>Myostatin</u>, wodurch der Muskelaufbau deutlich beschleunigt wird

- Steigerung des <u>Testosteronspiegels</u> (um ca. 10% bei einer täglichen Dosierung von 5 g über vier Wochen)
- Steigerung des <u>DHT-Spiegels</u> (um ca. 30% bei einer täglichen Dosierung von 5 g über vier Wochen)

Auf der anderen Seite ist das Kreatin dafür berüchtigt, dass es die Wassereinlagerung in der Muskulatur begünstigt. Diese Aussage ist richtig, doch ein Nachteil ist dies absolut nicht: Die Muskulatur besteht ohnehin größtenteils aus Wasser. Die einzige „Nebenwirkung", die dadurch entsteht, ist, dass die Muskeln noch praller aussehen.

Kreatin wird größtenteils über die Nahrung aufgenommen, wobei Fisch und Fleischprodukte zu den bedeutendsten Kreatinquellen zählen. Einen weiteren Teil des Kreatins produziert unser Körper selbst. So kommt ein Mensch in unserer westlichen Gesellschaft auf ca. 3 bis 4 g Kreatin am Tag – ca. 1,5 g produziert er selbst und weitere 1,5 bis 2,5 g nimmt er über die Nahrung auf.

Die Bedeutsamkeit einer Aufladephase, bei der innerhalb der ersten Wochen täglich bis zu 20 g des Kreatins „aufgetankt" werden, gilt heute als wissenschaftlich widerlegt. Sind die Kreatinspeicher voll, so scheidet unser Körper das überschüssige Kreatin einfach aus, ohne es zu verwerten. Am sinnvollsten ist eine tägliche Supplementierung von 3 bis 5 g, wobei sich die Wirkung – bei täglicher Einnahme – erst nach drei bis vier Wochen bemerkbar macht. Ebenso ist es ein Gerücht, dass Kreatin zusammen mit Zucker eingenommen werden müsse oder eine spezielle Transportmatrix benötige, um vom Körper besser aufgenommen werden zu können. Das deutsche Kreatinmonohydrat gehört zu den günstigsten und wirksamsten Bodybuilding-Supplementen weltweit. Nennenswerte Nebenwirkungen des Kreatins sind für gesunde Menschen zwar nicht bekannt, dennoch empfehle ich dir aus reiner Vorsicht, alle paar Wochen eine zwei- bis vierwöchige „Pause" einzulegen, wenn du über einen längeren Zeitraum Kreatin supplementieren willst.

Beta-Alanin

Hierbei handelt es sich um eine Aminosäure, die unser Körper teilweise auch selbst produziert. Supplementieren wir Beta-Alanin, synthetisiert unser Körper hieraus das sogenannte Carnosin, das die

Übersäuerung des Muskels hemmt und dadurch die Muskelermüdung während der Trainingssätze minimiert. Besonders interessant ist die Kombination aus Kreatin und Beta-Alanin, die in der Studie „Effect of creatine and beta-alanine supplementation on performance and endocrine responses in strength/power athletes (International Journal of Sport Nutrition and Exercise Metabolism, 2006)" untersucht wurde. Die Ergebnisse dieser Untersuchung bestätigen einerseits die Annahme, dass bereits die alleinige Supplementierung der jeweiligen Komponente (ohne dass diese beiden kombiniert wurden) den Kraft- und Muskelaufbau förderten. Darüber hinaus ergab sich jedoch, dass die Testgruppe, die beide Supplemente kombiniert einnahm, einen signifikant höheren Muskelwachstum zufolge hatte als die Gruppen, die nur eines dieser beiden Supplemente verabreicht bekamen. Beta-Alanin zählt somit zu den wenigen Aminosäuren, bei denen sich eine zusätzliche Supplementierung durchaus lohnt. Ähnlich wie beim Kreatin, zeigen sich auch beim Beta-Alanin die Effekte erst nach einer mehrwöchigen, täglichen Einnahme. Die Tagesdosis sollte hierbei etwa 3 g betragen.

Ashwagandha

Bei den Ashwagandha-Präparaten handelt es sich meist um ein Wurzelextrakt aus der Schlafbeerenpflanze. Während in mehreren Studien bereits belegt werden konnte, dass Ashwagandha den Testosteronspiegel deutlich erhöhen (15 bis 40%) und den Cortisolspiegel ebenfalls signifikant senken (ca. 30%) kann, wurde in der Studie „Examining the effect of Withania somnifera supplementation on muscle strength and recovery: a randomized controlled trial (Journal of International Society of Sports Nutrition, 2015)" die Wirksamkeit auf den Muskelaufbau untersucht. Zwar ist dies aktuell die erste Studie, die Ashwagandha bezüglich des Muskelaufbaus untersuchte, dennoch ist sie aufgrund der soliden Randbedingungen als relativ hochwertig einzustufen:

- *57 gesunde und untrainierte, männlichen Studienteilnehmern zwischen 18 und 50 Jahren*
- *Hiervon bekamen 28 Studienteilnehmer ein Placebo (um Placebo-Effekte auszuschließen)*
- *Die restlichen 27 Teilnehmer bekamen 2x täglich 300 mg des Ashwagandha-Wurzelextrakts (KSM-66) verabreicht*
- *8 Wochen Studienlaufzeit (tagesformabhängige und sonstige, zufällige Schwankungen werden relativiert)*
- *Krafttraining während der gesamten Studienlaufzeit bei beiden Gruppen*

Ergebnisse:

> *Armumfang Placebo-Gruppe:* + 2,65 cm pro Arm
> vs. *Armumfang Ashwagandha-Gruppe:* + 4,3 cm
> pro Arm

> *Brustumfang Placebo-Gruppe:* + 1,4 cm
> vs. *Brustumfang Ashwagandha-Gruppe:* + 3,3 cm

Wie bereits erwähnt, ist dies die einzige Studie, in der ein Ashwagandha-Extrakt in Bezug auf Krafttraining untersucht wurde, weshalb grundsätzlich Vorsicht geboten ist. Da die Randbedingungen jedoch (im Gegensatz zu vielen anderen Studien im Bodybuilding-Bereich) äußere Faktoren weitestgehend ausgrenzen und viele weitere Studien belegen, dass Ashwagandha die Cortisol-Testosteron-Verhältnisse optimieren kann, zählt Ashwagandha trotz seiner aktuellen Unbekanntheit zu den interessantesten Supplementen im Kraftsportbereich.

Heißt das nun, dass du Ashwagandha supplementieren solltest? An dieser Stelle muss darauf hingewiesen werden, dass Ashwagandha erst seit kurzer Zeit untersucht wird. Bedenkliche Langzeitnebenwirkungen sind bis heute nicht bekannt, doch das bedeutet nicht, dass diese gänzlich ausgeschlossen wären. Dennoch möchte ich, dass du – so gut es geht – über dieses Supplement informiert bist, gerade deshalb, weil es in Zukunft vermutlich immer mehr an Bekanntheit gewinnen wird. Solltest du einmal die Entscheidung treffen, Ashwagandha auszuprobieren, dann nimm es bitte nicht länger als 8 Wochen ein – einfach deshalb, weil noch sehr wenig über mögliche Langzeitnebenwirkungen zu diesem Supplement bekannt ist. In diesem Fall gilt also so wie oft: Einnahme auf eigene Gefahr – sei verantwortungsbewusst!

Zink und Magnesium

Diese beiden gehören zu den Mikronährstoffen der Gruppe Spurenelemente und werden im Normalfall bereits über die Ernährung abgedeckt. Eine übermäßige Konzentration dieser beiden Stoffe bringt dir keinen zusätzlichen Mehrwert im Sinne des Muskelwachstums. Ein Mangel kann hingegen dazu führen, dass dein Testosteronspiegel deutlich unter den Normalbereich fällt – dies gilt insbesondere für das Freie Testosteron.

Typische Zinkquellen:
- Fleischprodukte (ca. 3 bis 5 mg/ 100 g)
- Kürbiskerne (ca. 7 mg/ 100 g)
- Haferflocken (ca. 4 mg/ 100 g)

Typische Magnesiumquellen:
- Hafer (ca. 180 mg/ 100 g)

- Vollkornprodukte (100 bis 180 mg/ 100 g)
- Bananen (ca. 90 mg/ 100 g)
- Sonnenblumenkerne (ca. 320 mg/ 100 g)

Nichtsdestotrotz kann es sinnvoll sein, Zink und Magnesium im geringen Maße zusätzlich zu supplementieren. Bei Zink empfiehlt sich eine zusätzliche Supplementierung mit etwa 10 bis 20 mg am Tag, bei Magnesium etwa 200 mg täglich. Bedenke an dieser Stelle, dass es gerade bei Sportlern häufig zu Magnesium- und Zinkmangel kommen kann. Wie bereits erwähnt: Die intelligentere Lösung ist hierfür eine dementsprechend magnesium- bzw. zinkreiche Ernährung.

Weight Gainer: Was sie wirklich bringen und worauf du achten musst

Bei einem Weight Gainer (auch Mass Gainer genannt) handelt es sich meist um ein Protein-Kohlenhydratgemisch, das dafür gedacht ist, dich schnellstmöglich mit Kalorien und Proteinen zu versorgen. Üblicherweise überwiegt hierbei der Anteil der Kohlenhydrate, jedoch variiert die Produktqualität von Hersteller zu Hersteller. Wie du bereits weißt, sind Kohlenhydrate umso besser für dich geeignet, je langkettiger sie sind. Ein langkettiges Kohlenhydrat versorgt dich kontinuierlich mit Energie, was wiederum für den Muskelaufbau optimal ist. Die meisten günstigen Weight Gainer bestehen aus sehr kurzkettigen Kohlenhydraten wie beispielsweise Dextrose. Hochwertigere Weight Gainer beinhalten stattdessen meistens Maltodextrin. Doch auch hier gibt es weitere Unterschiede: Maltodextrin ist ein Kohlenhydratgemisch ohne einheitliche Zusammensetzung. Erst die Zahl hinter der Bezeichnung ermöglicht uns einen näheren Einblick. Die drei handelsüblichen Sorten sind Maltodextrin-6, Maltodextrin-12 und Maltodextrin-19. Je kleiner die zusätzliche Zahl am Ende ist, desto stärker ist das Kohlenhydratgemisch verkettet. Finanziell betrachtet, macht es meistens mehr Sinn, sich seinen eigenen Weight Gainer zusammenzumischen. Whey-Protein ist gut und günstig und auch eine Maltodextrin-6-Packung ist nicht sehr teuer. Dennoch gibt es weitaus mehr Alternativen, die ebenfalls den Zweck eines Weight Gainers erfüllen: Dein Ziel ist es, schnell und einfach Proteine sowie möglichst viele Kalorien zu konsumieren – und das Ganze in guter Qualität. Am einfachsten gelingt dir dies mit Hilfe von Shakes und Smoothies, denn diese lassen sich schnell zubereiten und überlisten das Sättigungsgefühl, da sie flüssig sind. Ein protein- und kalorienreicher Shake muss jedoch nicht zwangsweise aus Maltodextrin bestehen – hierfür gibt es genügend andere, gesunde Quellen. Am Ende dieses Buches findest du drei einfache Rezepte für solche Shakes, die hervorragend schmecken und auch noch gesund sind.

Regeneration und Schlaf

Hast du dich schon mal gefragt, warum wir Menschen jeden Tag aufs Neue müde werden? Richtig, Müdigkeit ist ein angeborener und lebensnotwendiger Instinkt, der dafür sorgt, dass unser Körper sich regeneriert.

Wenn wir Hunger haben, wissen wir, dass wir etwas essen sollten. Wenn wir Durst haben, wissen wir, dass unser Körper Wasser benötigt. Wenn wir hingegen müde sind, trinken wir einen Kaffee oder versuchen dieses Gefühl in irgendeiner Form zu unterdrücken. Einige Menschen tun dies jeden Tag aufs Neue. Stell dir vor, du würdest jeden Tag dein Durstgefühl unterdrücken und notfalls Substanzen dafür einnehmen, die dir dabei helfen. Das macht kein Mensch! Wir als Gesellschaft haben jedoch einen Lebensstil entwickelt, der uns von Kind auf antrainiert, Müdigkeit zu unterdrücken. Dasselbe hätte man auch mit dem Durstgefühl machen können, doch das hat man dir gelassen, denn schließlich hält es dich nicht von der Arbeit ab. Schlaf nimmt hingegen deutlich mehr Zeit in Anspruch – Zeit, in der wir arbeiten, studieren oder anderweitige Aufgaben verrichten könnten.

Wenn du schläfst, regeneriert sich dein gesamter Körper. Dein Gehirn verarbeitet im Alltag erlebte Prozesse und dein Körper bildet neue Zellen. Zu diesen Zellen gehören eben auch die Muskelzellen. Der größte Teil des Muskelaufbaus geschieht während des Schlafes. Somit ist es logisch, dass du mehr Muskeln aufbauen wirst, wenn du auch mehr schläfst. Hinzu kommt das Zusammenspiel der Hormone. Langfristig sorgt ein Schlafentzug dafür, dass dein Körper mehr Cortisol ausschüttet, was wiederum deine Muskeln zersetzt. Gleichzeitig kommt es zu einem deutlichen Abfall des Testosteronspiegels. Wenn du über mehrere Tage hinweg nur 4 Stunden schläfst, produziert dein Körper etwa 50 bis 60% weniger Testosteron als wenn du 8 Stunden Schlaf abbekommen würdest.

Als Kraftsportler solltest du (im Idealfall) täglich 8 bis 9 Stunden schlafen. Deine Muskeln werden während des Schlafes aufgebaut. An dieser Stelle kommen die einfachen Gesetze der Mathematik ins Spiel: Stell dir vor, wir hätten zwei Fabriken in denen zwei Autokarosserien vollständig automatisch hergestellt werden. In beiden Fabriken werden dieselben Maschinen eingesetzt und auch die Anzahl dieser Maschinen ist dieselbe. Die Fabrik A wird sechs Stunden am Tag betrieben und die Fabrik B steht täglich 8 Stunden in Betrieb. Welche Fabrik hat am Ende einer Periode von 12 Wochen mehr Karosserien fertiggestellt? Es ist natürlich die Fabrik B – und zwar mit einem deutlichen Unterschied. Bei dieser Analogie kommen jedoch noch nicht einmal die Hormone ins Spiel, die wir bei uns Menschen mit einkalkulieren müssen. Hinzu kommen dann auch noch solche Faktoren wie das Immunsystem: Wer weniger schläft, wird (statistisch gesehen) deutlich öfter krank und muss somit häufiger das Training pausieren, wodurch es natürlich immer wieder zu Rückschritten kommt. Gerade nach einem harten Training (Kreuzheben/ Kniebeugen), solltest du darauf achten, dass du etwa 9 Stunden schläfst.

Masseaufbau-Shakes: Schnell, gesund und kalorienreich

Orange and Cream

<u>Zutaten:</u>

- Konditorsahne: 120 ml
- Vollmilch: 240 ml
- Orangensaft (Fruchtsaft): 230 ml
- Whey-Protein (Whey-Konzentrat): 2 Scoops

<u>Nährwerte:</u>

- Kalorien: 950 kcal
- Protein: 62 g
- Fett: 55 g
- Kohlenhydrate: 46 g

Avocado-Orange-Shake

<u>Zutaten:</u>

- Whey-Protein (Whey-Konzentrat): 2 Scoops
- Avocado, geschält: 1 Stück

- Orangensaft (Fruchtsaft): 400 ml

Nährwerte:
- Kalorien: 964 kcal
- Protein: 59 g
- Fett: 45 g
- Kohlenhydrate: 74 g

Coco and Nuts (für den großen Mixer)

Zutaten:
- Whey-Protein (Whey-Konzentrat): 1 Scoop
- Banane: 1 Stück
- Macadamia-Nüsse: 2 Scoops
- Kokosnussöl: 2 Esslöffel
- Milch: 230 ml
- Kokosnussmilch: 230 ml
- ggf. etwas Wasser

Nährwerte:
- Kalorien: 1519 kcal
- Kohlenhydrate: 60 g
- Fett: 117 g
- Protein: 45 g

Abschließende Worte und ein kleines Geschenk...

Vielen Dank, dass du dich zum Kauf dieses Buches entschieden hast. Ich hoffe, dass du viele nützliche Informationen für dich mitnehmen konntest und das volle Spektrum der positiven Effekte eines optimalen Trainings- und Ernährungsplans für Hardgainer schon bald am eigenen Körper erfahren wirst.

In Zusammenarbeit mit Primal Instincts habe ich außerdem einen Newsletter für dich eingerichtet, in dem wir ausschließlich unsere spannendsten Informationen, Projekte und Neuigkeiten mit dir teilen möchten. Als Dankeschön hat Emre (Primal Instincts) ein besonderes Willkommensgeschenk für dich hinterlegt.

Vorweg: Ich brauche nicht zu erwähnen, dass Alkohol niemals das „Lieblingsgetränk" eines Sportlers sein sollte, da es ganz offensichtlich gesundheitsschädlich ist, wenn man es übertreibt.

Dennoch bin ich der Meinung, dass es in Ordnung ist, sich zu besonderen Anlässen zwei oder drei Drinks zu gönnen, da Alkohol auch durchaus positive Aspekte hat, die ich nicht leugnen möchte. Freundschaften werden geschlossen oder wachsen enger zusammen und Geschichten können entstehen, über die man froh sein kann, sie erlebt zu haben. Ebenso vertrete ich die Meinung, dass – wenn wir schon Alkohol trinken – wir dann doch bitte die möglichen gesundheitlichen Risiken (so gut es geht) eingrenzen sollten.

Emre hat einen kurzen Guide für dich vorbereitet, in dem er dieses Thema mit dir besprechen wird. Ein alkoholbedingter Kater hat neben der Dehydration und dem Verlust von Elektrolyten, viele weitere Ursachen, über die kaum jemand informiert ist. Diese können durch bestimmte Mittel und Herangehensweisen weitestgehend bekämpft werden, solange sich der Alkoholkonsum im Rahmen hält.

Ich wünsche dir viel Spaß beim Lesen!

Mit besten Grüßen

Dein Mario Fried

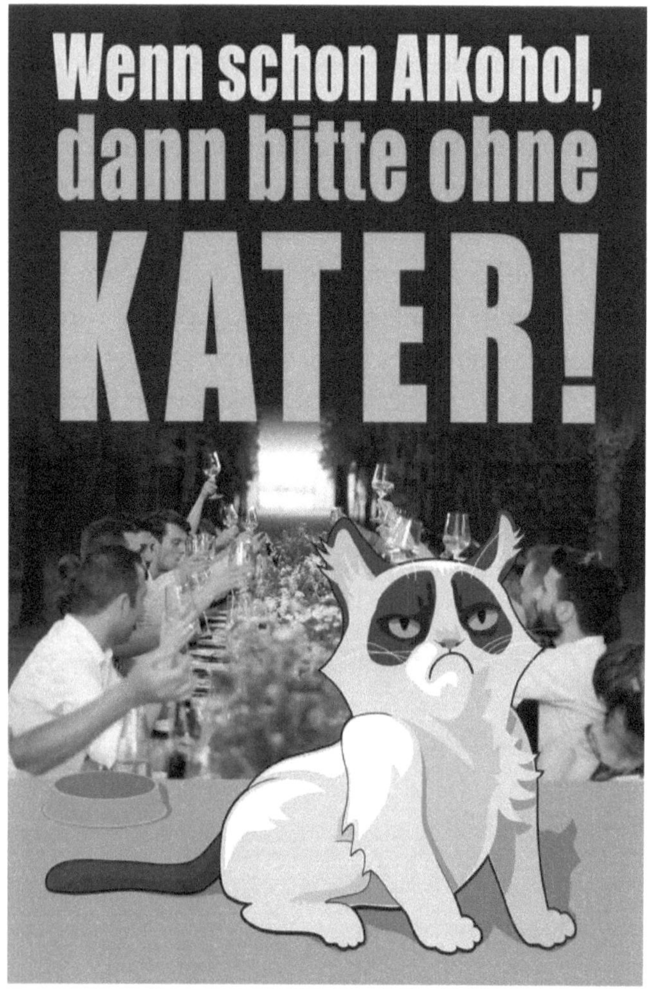

Hier geht es zu deinem Geschenk
und zur kostenlosen Newsletter-Anmeldung:

geschenk.primal-instincts.de

Studien- und Quellenverzeichnis

Kreatin und Beta Alanin

Craig Sale et.al.
"β-alanine supplementation improves isometric
endurance of the knee extensor muscles"
J Int Soc Sports Nutr., 2012
https://www.ncbi.nlm.nih.gov/pmc/articles/PMC3420321/

Hoffman J et.al.
"Effect of creatine and beta-alanine supplementation on
performance and endocrine responses in strength/power
athletes"
Int J Sport Nutr Exerc Metab., 2006 Aug
https://www.ncbi.nlm.nih.gov/pubmed/17136944

Saremi A
"Effects of oral creatine and resistance training on serum
myostatin and GASP-1"
Mol Cell Endocrinol., 2010 Apr 12
https://www.ncbi.nlm.nih.gov/pubmed/20026378

Hoffman J. et al.
"Effect of creatine and beta-alanine supplementation on
performance and endocrine responses in strength/power
athletes"
Int J Sport Nutr Exerc Metab., 2006 Aug
https://www.ncbi.nlm.nih.gov/pubmed/17136944

Cook CJ. et al.
"Skill execution and sleep deprivation: effects of acute caffeine or creatine supplementation - a randomized placebo-controlled trial"
J Int Soc Sports Nutr., 2011 Feb 16
https://www.ncbi.nlm.nih.gov/pubmed/21324203

Van der Merwe J. et al.
"Three weeks of creatine monohydrate supplementation affects dihydrotestosterone to testosterone ratio in college-aged rugby players"
Clin J Sport Med., 2009 Sep
https://www.ncbi.nlm.nih.gov/pubmed/19741313

D. Sheikholeslami Vatani. et al.
"The effects of creatine supplementation on performance and hormonal response in amateur swimmers"
Elsevier Masson SAS., 2011
http://www.sciencedirect.com/science/article/pii/S0765159711001171

Ashwagandha

Ahmad MK. et al.
"Withania somnifera improves semen quality by regulating reproductive hormone levels and oxidative stress in seminal plasma of infertile males"
Fertil Steril., 2010 Aug
https://www.ncbi.nlm.nih.gov/pubmed/19501822

Abbas Ali Mahdi. et al.
"Withania somnifera Improves Semen Quality in Stress-Related Male Fertility"
Creative Commons Attribution License., 2011
https://www.hindawi.com/journals/ecam/2011/576962/

Wankhede S. et al.
"Examining the effect of Withania somnifera supplementation on muscle strength and recovery: a randomized controlled trial"
J Int Soc Sports Nutr., 2015 Nov 25
https://www.ncbi.nlm.nih.gov/pubmed/26609282

Ambiye VR. et al.
"Clinical Evaluation of the Spermatogenic Activity of the Root Extract of Ashwagandha (Withania somnifera) in Oligospermic Males: A Pilot Study."
Evid Based Complement Alternat Med. 2013 Nov
https://www.ncbi.nlm.nih.gov/pubmed/24371462

Chandrasekhar K. et al.
"A prospective, randomized double-blind, placebo-controlled study of safety and efficacy of a high-concentration full-spectrum extract of ashwagandha root in reducing stress and anxiety in adults"
Indian J Psychol Med., 2012 Jul
https://www.ncbi.nlm.nih.gov/pubmed/23439798

Zink

Geoffrey L Hammond. et al.
"Structure/function analyses of human sex hormone-binding globulin: effects of zinc on steroid-binding specificity"
Elsevier Science Ltd., 2003
http://www.sciencedirect.com/science/article/pii/S09600 7600300195X

Kilic M. et al.
"The effect of exhaustion exercise on thyroid hormones and testosterone levels of elite athletes receiving oral zinc"
Neuro Endocrinol Lett., 2006 April
https://www.ncbi.nlm.nih.gov/pubmed/16648789

Magnesium

Cinar V. et al.
"Effects of magnesium supplementation on testosterone levels of athletes and sedentary subjects at rest and after exhaustion"
Biol Trace Elem Res., 2011 Apr
https://www.ncbi.nlm.nih.gov/pubmed/20352370

Maggio M. et al.
"Magnesium and anabolic hormones in older men"
Int J Androl., 2011 Dec
https://www.ncbi.nlm.nih.gov/pubmed/21675994

L. Excoffon. et al.
"Magnesium effect on testosterone–SHBG association studied by a novel molecular chromatography approach"
 Elsevier B.V., 2008
http://www.sciencedirect.com/science/article/pii/S07317 08508005955

Muskelaufbau und Kraftzuwachs durch Erwartungshaltung und Visualisierung

Erin M. Shackell et al.
"Mind Over Matter: Mental Training Increases Physical Strength"
North American Journal of Psychology, 2007 March
https://www.researchgate.net/publication/241603526_Mi nd_Over_Matter_Mental_Training_Increases_Physical_Str ength

Márk Bérdi et.
"PLACEBO EFFECTS IN SPORT AND EXERCISE - A Meta-Analysis"
European Journal of Mental Health, 2011
http://www.ejmh.eu/mellekletek/2011_2_196_Berdi_etal
.pdf

Trizeps-Training

McCaw Steven T. et al.
"A Comparison of Muscle Activity Between a Free Weight and Machine Bench Press"
The Journal of Strength & Conditioning Research, 1994 Nov
https://journals.lww.com/nsca-
jscr/Abstract/1994/11000/A_Comparison_of_Muscle_Acti
vity_Between_a_Free.11.aspx

Boehler Brittany
"Electromyographic analysis of the triceps brachii muscle during a variety of triceps exercises"
MS. Clinical Exercise Physiology, 2011 May
https://minds.wisconsin.edu/handle/1793/53487

Lehman GJ
"The influence of grip width and forearm pronation/supination on upper-body myoelectric activity during the flat bench press"
J Strength Cond Res. 2005 Aug
https://www.ncbi.nlm.nih.gov/pubmed/16095407

W.M. Marshall
"Triceps activation and fatigue during different exercise modes"
Malaysian Journal of Sport Science and Recreation, 2008
http://www.myjurnal.my/public/article-view.php?id=66018

Chris Barnett et al.
"Effects of Variations of the Bench Press Exercise on the EMG Activity of Five Shoulder Muscles"
The Journal of Strength and Conditioning Research, 1995
https://www.researchgate.net/publication/232217991_Effects_of_Variations_of_the_Bench_Press_Exercise_on_the_EMG_Activity_of_Five_Shoulder_Muscles

Wiederholungsbereiche, Intensitäten, Volumen und Workload

D. V. Popov et al.
"Hormonal adaptation determines the increase in muscle mass and strength during low-intensity strength training without relaxation"
Human Physiology, 2006 Oct
https://link.springer.com/article/10.1134%2FS0362119706050161

Jenkins, Nathaniel D.M. et al.
"Neuromuscular Adaptations After 2 and 4 Weeks of 80% Versus 30% 1 Repetition Maximum Resistance Training to Failure"
The Journal of Strength & Conditioning Research, 2016 Aug
https://journals.lww.com/nsca-jscr/Citation/2016/08000/Neuromuscular_Adaptations_After_2_and_4_Weeks_of.11.aspx

Riki Ogasawara et al.
"Low-Load Bench Press Training to Fatigue Results in Muscle Hypertrophy Similar to High-Load Bench Press Training"
International Journal of Clinical Medicine, 2013 Feb
https://www.researchgate.net/publication/235732920_Low-Load_Bench_Press_Training_to_Fatigue_Results_in_Muscle_Hypertrophy_Similar_to_High-Load_Bench_Press_Training

Campos GE et al.
"Muscular adaptations in response to three different resistance-training regimens: specificity of repetition maximum training zones"
Eur J Appl Physiol., 2002 Nov
https://www.ncbi.nlm.nih.gov/pubmed/12436270

Brad J. Schoenfeld et. al.
"Differential Effects of Heavy Versus Moderate Loads on Measures of Strength and Hypertrophy in Resistance-Trained Men"
J Sports Sci Med., 2016 Dec
https://www.ncbi.nlm.nih.gov/pmc/articles/PMC5131226/

Van Roie E et al.
"Strength training at high versus low external resistance in older adults: effects on muscle volume, muscle strength, and force-velocity characteristics"
Exp Gerontol., 2013 Nov
https://www.ncbi.nlm.nih.gov/pubmed/23999311

Schoenfeld BJ et al.
"Effects of Low- vs. High-Load Resistance Training on Muscle Strength and Hypertrophy in Well-Trained Men"
J Strength Cond Res., 2015 Oct
https://www.ncbi.nlm.nih.gov/pubmed/25853914

Schoenfeld BJ et al.
"Effects of different volume-equated resistance training loading strategies on muscular adaptations in well-trained men"
J Strength Cond Res., 2014 Oct
https://www.ncbi.nlm.nih.gov/pubmed/24714538

Campos GE et al.
"Muscular adaptations in response to three different resistance-training regimens: specificity of repetition maximum training zones"
Eur J Appl Physiol., 2002 Nov
https://www.ncbi.nlm.nih.gov/pubmed/12436270

Cameron J. Mitchell et al.
"Resistance exercise load does not determine training-mediated hypertrophic gains in young men"
J Appl Physiol (1985)., 2012 Jul
https://www.ncbi.nlm.nih.gov/pmc/articles/PMC3404827/

Weiss LW et al.
"Gross measures of exercise-induced muscular hypertrophy"
J Orthop Sports Phys Ther., 2000 Mar
https://www.ncbi.nlm.nih.gov/pubmed/10721510

JAMES L. CHESTNUT et al.
"The Effects of 4 and 10 Repetition Maximum Weight-Training Protocols on Neuromuscular Adaptations in Untrained Men"
The Journal of Strength and Conditioning Research, 1999 Nov
https://www.researchgate.net/publication/232217951_The_Effects_of_4_and_10_Repetition_Maximum_Weight-Training_Protocols_on_Neuromuscular_Adaptations_in_Untrained_Men

Alex Klemp et al.
"Volume-equated high- and low-repetition daily
undulating programming strategies produce
similar hypertrophy and strength adaptations"
Applied Physiology, Nutrition, and Metabolism, 2016 Feb
http://www.nrcresearchpress.com/doi/abs/10.1139/apn
m-2015-0707#.Wz1ap9IzaM8

Mark D. Schuenke
"Early-phase muscular adaptations in response to slow-
speed versus traditional resistance-training regimens"
European Journal of Applied Physiology, 2012 Oct
https://link.springer.com/article/10.1007%2Fs00421-012-
2339-3

Kazumi Masuda et al.
"Maintenance of myoglobin concentration in human
skeletal muscle after heavy resistance training"
*European Journal of Applied Physiology and Occupational
Physiology, 1999 April*
https://link.springer.com/article/10.1007/s004210050519

González-Badillo JJ et al.
"Moderate resistance training volume produces more
favorable strength gains than high or low volumes during a
short-term training cycle"
J Strength Cond Res., 2005 Aug
https://www.ncbi.nlm.nih.gov/pubmed/16095427

Wernbom M et al.
"The influence of frequency, intensity, volume and mode of strength training on whole muscle cross-sectional area in humans"
Sports Med., 2007
https://www.ncbi.nlm.nih.gov/pubmed/17326698

Schoenfeld BJ et al.
"Effects of different volume-equated resistance training loading strategies on muscular adaptations in well-trained men"
J Strength Cond Res., 2014 Oct
https://www.ncbi.nlm.nih.gov/pubmed/24714538

Hormone

Rafael Timón Andrada. et al.
"Variations in urine excretion of steroid hormones after an acute session and after a 4-week programme of strength training"
European Journal of Applied Physiology., 2007 Jan
https://link.springer.com/article/10.1007%2Fs00421-006-0319-1

BENJAMIN C TRUMBLE. et al.
"Age-independent increases in male salivary testosterone during horticultural activity among Tsimane forager-farmers"
Evol Hum Behav., 2013 Sep
https://www.ncbi.nlm.nih.gov/pmc/articles/PMC3810999

F. Suay. et al.
"Effects of competition and its outcome on serum testosterone, cortisol and prolactin"
Psychoneuroendocrinology 24., 1999
http://www.uv.es/cortisol/art%20labnsc/1999/suay%20et%20al.,%201999%20pnec.pdf

Jeff S. Volek. et al.
"Testosterone and cortisol in relationship to dietary nutrients and resistance exercise"
Journal of Applied Physiology., 1997 January
http://jap.physiology.org/content/82/1/49

Henry, J.P.
"Biological basis of the stress response"
1992 Jan-Mar
https://www.ncbi.nlm.nih.gov/pubmed/1576090

Vicennati, et al.
"Response of the hypothalamic-pituitary-adrenocortical axis to high-protein/fat and high carbohydrate meals in women with different obesity phenotypes"
The Journal of Clinical Endocrinology and Metabolism, 2002
https://www.ncbi.nlm.nih.gov/pubmed/12161547

Schlaf

Goh VH. et al.
"Sleep, sex steroid hormones, sexual activities, and aging in Asian men"
J Androl., 2010 Mar-Apr
https://www.ncbi.nlm.nih.gov/pubmed/19684340

Penev PD
"Association between sleep and morning testosterone levels in older men"
Sleep., 2007 Apr
https://www.ncbi.nlm.nih.gov/pubmed/17520786

Rahimi R. et al.
"Effects of very short rest periods on hormonal responses to resistance exercise in men"
J Strength Cond Res., 2010 Jul
https://www.ncbi.nlm.nih.gov/pubmed/20555276

Proteine und Meal-Timing

Bandegan A et al.
"Indicator Amino Acid-Derived Estimate of Dietary Protein Requirement for Male Bodybuilders on a Nontraining Day Is Several-Fold Greater than the Current Recommended Dietary Allowance"
J Nutr., 2017
https://www.ncbi.nlm.nih.gov/m/pubmed/28179492/

W.D. Dudgeon et al.
"Effect of Whey Protein in Conjunction With a Caloric-Restricted Diet and Resistance Training"
The Journal of Strength and Conditioning Research, September 2015
https://www.researchgate.net/publication/283189588_Effect_of_Whey_Protein_in_Conjunction_With_a_Caloric-Restricted_Diet_and_Resistance_Training

Eric R Helms et al.
"A Systematic Review of Dietary Protein During Caloric Restriction in Resistance Trained Lean Athletes: A Case for Higher Intakes"
International Journal of Sport Nutrition and Exercise Metabolism, October 2013
https://www.researchgate.net/publication/257350851_A_Systematic_Review_of_Dietary_Protein_During_Caloric_Restriction_in_Resistance_Trained_Lean_Athletes_A_Case_for_Higher_Intakes

Morales FE Ms et al.
"Acute and Long-Term Impact of High-Protein Diets on Endocrine and Metabolic Function, Body Composition, and Exercise-Induced Adaptations"
J Am Coll Nutr., 2017 May
https://www.ncbi.nlm.nih.gov/pubmed/28443785

Eric Helms
"Reflecting on Five Years Studying Protein"
Stronger by Science, 2017 May
https://www.strongerbyscience.com/reflecting-on-five-years-studying-protein/

Deutz NE et al.
"Is there a maximal anabolic response to protein intake with a meal? "
Clinical Nutrition Journal, 2013
https://www.ncbi.nlm.nih.gov/pubmed/23260197/

Impressum

Autor:
Mario Fried

Emre Arici
Eichenweg 22
24161 Altenholz

Telefon: +49 15756268416
Email: info@primal-instincts.de